発達障害児と家族への支援

Takahashi Osamu
髙橋 脩

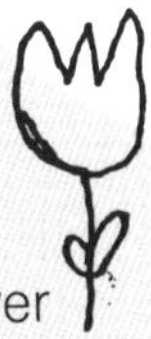

Interviewer
Aoki Ai
青木 藍

日本評論社

まえがき

この小さな本『発達障害児と家族への支援』は前半と後半の二部からなっている。

前半は、発達障害に関心をもつ若い精神科医向けに診療のノウハウを語れとの求めに応じて、インタビューに答えて初めての診察（初回診察）の流れを語ったものである。

医者は、若いうちは先輩の下で学び、十年ほどすると独り立ちをするのが普通である。それ以後は、他人の外来診療を観ることはなくなるので、他の医者がどのように診察をしているか次第に分からなくなっていく。発達障害のある子どもの診療に関心がある医者は増えてきたが、近くに研修を引き受けてくれる医者がどこにでもいるわけではない。また残念ながら、発達障害に関する書籍は数多あるが、どのように診察をするかについて書かれたものを目にしたことはない。

診療のスタイルは人それぞれではあろうが、若い先生たち、医療機関との関わりの深いご家族や支援者の方々の参考になればと、幼い頃からのかわいい知り合いで長じて素晴らしい精神科医となった青木藍先生（国立成育医療研究センター）によるインタビューに答えたものである。

略歴にもあるように、オーストラリアから帰国して愛知県心身障害者コロニー中央病院（現在は愛知県医療療育総合センター中央病院）で二度目の勤務をするようになった一九八九年から児童精神科を志す若い医者の研修を、求められるままに、毎年二〜三人引き受けるようになった。その後は、小児科医や臨床心理士の希望者も引き受けるようになり、現在に至っている。長期間にわたった人もいるが、多くは子どもやご家族の了解を得て、週に一日、診察の同席を半年から一年続けてもらうというものである。最初に研修を行った人はすでに六十歳を越えており、各地で活躍をしている人も多い。

最初の頃は、教えることが下手にもかかわらず色々教えようとしていたが、人それぞれ知りたいことが異なると気づいてからは、発達障害の診療の楽しさや面白さ、子どものすばらしさ、ご家族の万感を感じてもらえればよいと、方法を切り替えた。それで良かったかどうかは検証していないので分からないが、続いていることを考えると、多少の役には立っているのかもしれない。

インタビューで答えていることは、普段の診察の流れとやり方そのままである。青木先生は、以前に東京からしばらく見学にやってきたことがあり、それにもとづいて質問を組み立ててくれたようだ。爽やかで優しい先生に、さまざまな角度からいろいろ聞かれたおかげで、考えを深めることができた面もあり自分にとっても良き学びの機会ともなった。

後半は、一九九九年から、日本評論社の精神医学関係の雑誌『そだちの科学』、『こころの科学』に寄稿した論文やエッセーをまとめたものである。幼児期の自閉症に関する内容が多いが、自閉症の歴史、成人期の生活、今後大きな課題となる外国にルーツをもつ発達障害のある子の問題、子ども観など幅広く取り上げた。どの内容もインタビューと関連が深いので参照しながら読んでいただけるとありがたい。

なお、再録した文章については、修正は明らかな誤字や脱字、曖昧な表現などにとどめた。障害名など専門用語や統計数値などは、現在からみると古いものもあるが、それらを全て修正すると大幅な書き換えを要するのでそのままとした。

いずれから読むかは読者におまかせするが、著者の希望を言わせてもらえれば、エッセー「『精一杯』説」にまず目を通し、それから自由にページをめくっていただければと願っている。著者の子ども観はこのエッセーに要約されており、他のすべてに通底していると考えている。

もう一つ、挿絵に入っているスケッチ画と部屋の見取り図についてもふれておきたい。診察の場面を生き生きと彷彿させてくれるこれらはすべて青木先生の手になるものである。ブックカバーにある座椅子で背中合わせを楽しんでいる二人の絵などをインタビューの内容と合わせて楽しんでいただけるとありがたい。


いずれにしても、読者諸氏が本書を通じて、主体としての子どもを感じていただけ、生き生きとした子どもたちの姿にふれ、改めて子どもとのかかわりを考えていただく一助になれば幸いである。

著　者

発達障害児と家族への支援

●

目次

●第2部

論文・エッセー

第1部

インタビュー

二〇一九年五月四日〜五月五日

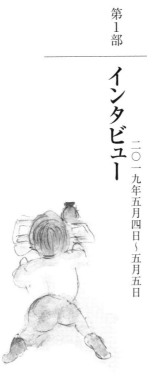

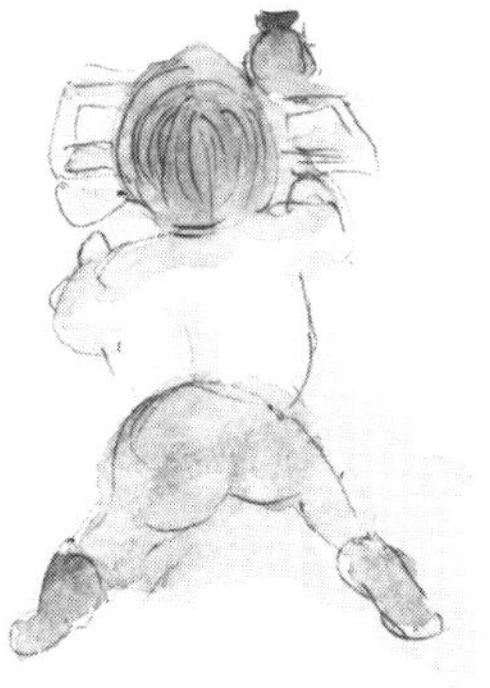

聞き手／青木　藍

1　はじめに

青木　今日は私のように大人の精神科をやっていて、子どもはあまり診療したことがない人、あるいは子どもに関わる仕事をしている医療福祉関係の人の目線でお話を伺わせてください。

先生の診療は、お子さんがどんなふうに成長—発達して行くのかという長期的な予測と、次にはこんなことができるようになるから、どんなふうに何を教えるべきなのかという短期的な見通しの両方がはっきりしていて、魔法みたいだなと思うんです。

幼児期の自閉スペクトラム症（以後、自閉症）を中心に、診断の仕方、そしてそれに基づいてどういうふうに予測をされているのかということが、一つ目にお聞きしたいことです。

二つ目は、先生の診察の中の精神療法的な技術をお聞きしたいと思っています。

髙橋　なるほど。

青木　先生の診察に陪席していると、お子さんたちとすごくうまくコミュニケーションを取られているように見えますし、ご家族もいらっしゃって、ちょっとほっとして—少しリラックスした感じで帰って行かれるような気がするんです。

そういうお子さんとの関係のつくり方とか、どうやって親御さんに少し余裕をもって子育てをしてもらうのかとか。治療的な面を三つ目のテーマに考えております。

よろしくお願いいたします。

2 診察の前に

同伴する人と診察の配慮

青木　私もそうですが、あまり子どもの発達のことが分かっていない者の視点で、いろいろ率直にお聞きしたいと思っています。

最初は、先生の診察のことについて教えていただきたいのですが、よろしいでしょうか。

まずあのドアから入って来られて、最初の瞬間、お子さんやご家族のことをどんなふうに観察されますか?

髙橋　それは初回診察（以後、初診）のときかな?

まずは誰と誰が来たかということだな。子どもだけで来ることはないので、おかあさんと来たのか、両親と来たのか、兄弟姉妹（以後、きょうだい）も来たのか、おじいちゃんやおばあちゃんもついて来たのか。

中には、おかあさんと子どもと保健師さんという組み合わせもあるよね。だからどういう人が来るかということを見る。入って来る人によって診察の組み立てが変わるからだね。

青木　一番多い組み合わせは、お子さんとご両親ですか?

髙橋　子どもとおかあさん、それから子どもと両親ときょうだい。

青木　子どもとおかあさんというのは、一番ミニマムな組み合わせということですね。

子どもと両親ときょうだいというのは、家族の基本の人が全員来るパターン。きょうだいがいなければ子どもと両親ということですね。

髙橋　そうそう。子どもの数も少ないからね。

例えば両親ときょうだいと来れば、年上の子どもと来る場合と年下の子どもと来る場合では診察の組み立て方が変わる。

青木　どういうふうに変わるのですか?

髙橋　例えば上の子どもと来たときには、子どもの状態を親と共有するときに、親は比較する対象があるよね。ただそのときには、上の子どもが定型発達ということが前提なのだけれど、そういうことができる。

青木　そうですね。

髙橋　もし診察対象の下の子に知的な発達の遅れがあったり、自閉症の特徴があったりすると、その子どもの診断を告げるとき―状態を説明するときに、比較して、違いを納得してもらいやすくなるよね。

だからそこで診察の流れの組み立て方―説明の仕方に違いが起こってくる。

青木　例えば診察室の中で、お子さんに自閉的な特徴が見られたら、「こういうことって、上のお子さんのときにはありましたか?」とか、そういうふうに聞いていくということですか?

髙橋　そうそう、そういうふうにもつながっていく。それから下の子の場合だったら、おとうさんとおかあさんは、今度は下の子のことも心配になってくるよね。自閉的な特徴がある上の子の障害説明を終えたあとに、家族から質問がいろいろくる。下の子のことを質問する人もいるわけだよね。そのときの準備もしておかないといけないから。それが一つ。

もう一つは、初診というのは、子どもの診断を伝えるということが主な目的ではあるけれど、これから始まる医者と患者家族との関係のスタートでもあるわけだよね。そうすると、そのスタートは、本人と親との関係のスタートだけではなくて、家族全員との関係のスタートだから、きょうだいとの関係のスタートでもある。それが大事なことなんだ。

家族全体の関係がよくなり—絆が強まり、家族全体で育ち合って欲しいのだよね。そのためには、きょうだいのことも配慮しなければならないから。上の子—おにいちゃんやおねえちゃんと私との関係のつくり方も違ってくるし、下の子との関係のつくり方も違ってくる。

青木　それは、自閉症の子が上にいるのか、下にいるのかということと、子どもたちの年齢などによって、どんなことをケアするかが変わってくるということですか？

髙橋　そういうこともあるし、私とその子との関係そのものもつくらなければいけないわけだ。というのは、きょうだいが幼いと、家に一人で置いておくわけにはいかないから、診察には必ずその子たちも連れて来るよね。そうなるとその子たちにもここの診察場面に良い印象を持ってもらわないといけない。

そうでないと、きょうだい関係の歪みにもつながっていくわけだ。

いつもいやいや連れて来られる。ボクはスイミング教室に行きたいのに、いつもいやいや連れて来られる。そうなるときょうだいと障害のある子どもの関係に少し歪みが起こってきたり、親とそのきょうだいとの関係の歪みにもつながることもあるわけだよね。

例えば、おかあさんは自閉症のケンちゃんのことばかり大切にしている。ボクのことはどうでもいいんだ、とスネたりすることもあるわけだ。

青木　それはすごくよくあるような気がします。

髙橋　そういうことがないようにしないといけない。

だからきょうだいにとっても、あそこに行くと楽しいことがあるとか、ボクのことも認めてくれて、話も聴いてくれる。ボクにとっても有益なところ—楽しい場所、安心できる場所、そういうふうなイメージでスタートしていきたいわけだ。

そういう関係があると、きょうだいの間がこじれたときにも、僕としては調整しやすいんだよ。

青木　それまでただのきょうだいとしてあまり関わり合ってなかった子どもというよりは、昔からちょっとずつ関係ができていたおにいちゃんとかおねえちゃんということですね。

髙橋　そうそう。

ときにはきょうだいが、例えば不登校になったりすることもあるわけだよね。そういうときにも、髙橋先生のところに行って相談しようというふうなことで、きょうだいの問題にも関与できるでしょ？　そういうふうにして家族全体のハーモニーを高めながら、育ち合ってもらうというふうなイメージかな？

だから障害のある子どもだけを診るというのではなくて、家族全体の関係を見ながらやっていくというのが大事なことかなと。

障害のある子どもは家族の中で育つから、家族全体の関係のあり様とか家族全体と私との関係のあり様とかがとても大事なことといつも思っている。

それを、入った時からぱっと観察して。

青木　そうするとただ組み合わせを見るだけではなくて、家族同士の関係を見るわけですね。

髙橋　ずっと見続けるわけだよね。おじいちゃんやおばあちゃんがみえたら、例えばおとうさんの方のおじいちゃんやおばあちゃんなのか、おかあさんの方のおじいちゃんやおばあちゃんなのかによってもまた関係は変わってくるし、祖父母の役割も変わってくる。

両方みえることもあるわけだよね。両方の関係がどうなっているのかも大事。

青木　みなさんいらしても大丈夫なくらいここは広いですし（診察室の面積二七㎡）。

髙橋　そうそう。あれやこれや見ながら。

初診──観察のポイント

青木　初診で来ているお子さんとまわりの家族との関係──例えばお子さんとおかあさんの場合、観察するポイントはどんなことでしょうか？

初心者を対象に、こういうところを見たらというところを教えてください。

髙橋　最初すぐ分かるのは、例えば、おかあさんがまず子どもの靴を脱がせるわけだけれど（診察室には靴を脱いで入ってもらう）、部屋に入って私の前に来るまでにどんなふうに子どもに関わるのかということだね。

例えば子どもが自分で靴を脱げそうなのに、強く指示するおかあさんもいる。
青木　「さっさと脱ぎなさい」とか。
髙橋　子どもが脱いだ靴を揃えないのを見て、それを認めてそのままにしているおかあさんもいるし、きちんと揃えさせるおかあさんもいるし、子どもの代わりに靴を揃えるおかあさんもいる。いろいろあるね。

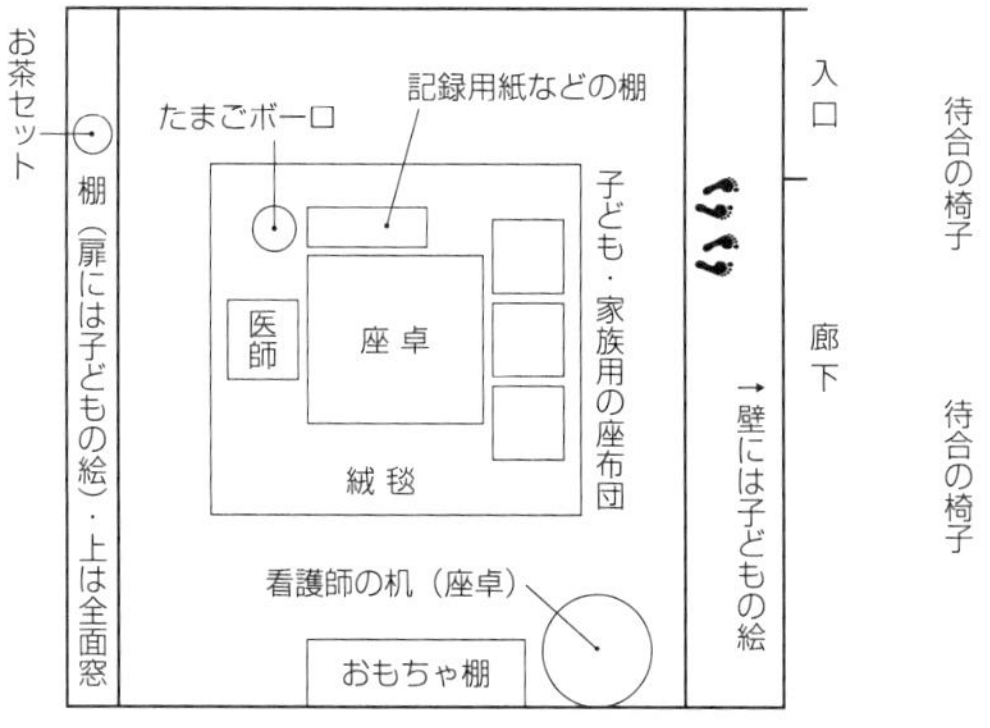

診察室の見取り図
広々とした部屋で、子どもは自然に過ごすことができる。靴を脱いで上がる。

そういう中におかあさんと子どもとの関係が少し見える。だからそんなところもちょっと見たりはする。
青木　お子さんのできないことについておかあさんがどういう態度をとるのかということですね。
髙橋　子どもの側からいうと、ここは初めての場所だし、初めて会う老人（笑）が目の前にいるわけだよね。そういうものに対してどんな反応を示すかというのも、大事な観察点だね。
人見知りや場所見知りが年齢相応にあるのかないのか。ないときには、それが無関心なのか、それともとても人懐こくて、不安というものがないのか、そのへんのところもよく観察するところだね。

受診のきっかけ

青木　例えば自閉症の疑いのお子さんの初診だとすると、三歳くらいのお子さんが多いのでしょうか？
髙橋　今は待機期間が長くなり少し年齢が上がってきたけれど、以前はだいたい一歳くらいから来た。一歳台から小学校に入るまでくらいの子どもが多い。
青木　一番多いきっかけは、健診などで要注意と言われたとかでしょうか？
髙橋　早期発見の仕組みというものは、国によって随分異なるし、国内でも自治体によってかなり違う。発達支援の仕組みの整備状況が異なるので同じではないと思うけれど、豊田市の場合はだいたい七割から七割五分が乳幼児健診で、しかも一歳六か月児健診が多い。

一歳六か月児健診でスクリーニングされて、言葉の遅れ、視線が合わない、ジェスチャーがまだ出ないというふうな主訴で来院することが多いと思う。

豊田市の早期発見と支援の仕組みとしては、健診で発達的な支援が必要とされると、市の発達支援の中核施設であるここ「豊田市こども発達センター」にある発達に少し支援が必要な子どもたちとおかさんが通う「あおぞら」、「おひさま」というグループに紹介される（グループといってもだいたい九百人の子どもたちが通っている）。

そこで子どもは療育―発達支援を受け、おかあさんは子育ての支援を受けていく。そうしながら、おかあさんたちは何となく我が子の障害に気づき、職員にサポートされて受診に至るという流れが一つ。

あとは健診から直接紹介されて来る、保育園、幼稚園、学校などから紹介されて来るというのが大多数。発達障害については医療機関からの紹介は少ないね。

入室時の子どもの行動を観察する

青木　そうするとここに来るのは二、三歳くらいのお子さんが多いということですね。
例えば定型発達の二歳の子どもが初めての場所で初めての先生に会ったという場合の普通の反応というのはどのようなものですか？
髙橋　普通の反応は、まずドアを開けるとちょっと緊張して、おかあさんの背中に隠れるとか、おかあさんの手を握るとかして、新しい場所と人に対する警戒感を示す。

そしておかあさんにくっつきながらなんとか靴を脱いで入って来たり、尻込みをしてドアから出ようとしたり、二歳台の子どもはそういうふうなのが一般的だね。

受診する子どもはそういう反応を示さない子が多いけれど。

青木　最初に部屋に入って来た時に、定型発達の子どもだったら見られるそういうものが見られるかどうか観察するのですね。

月年齢にふさわしい標準的な行動を知ること

髙橋　ある基準に従って子どもの行動を評価するというのが私たちの方法だから。年齢によって標準的な行動は異なるので、それをよく知っていないといけないわけだよね。だから普段から子どもの行動を絶えず観察して、各月年齢の標準的な日常行動を知っておくことも前提としてとても大事な知識ということになる。
青木　そうですね。でもその前提がない人が読むことも想定して、いろいろ補っていきたいのですが。
髙橋　いいですよ。
青木　そうすると初診では、①お子さんが誰と来るか、②おかあさんの子どもへの関わり方を見つつ、③お子さんの知らない人に対する関わりも見つつ……。
髙橋　子どもの方は、部屋に入ってすぐに座る子もいるし、すぐにおもちゃの方に行く子もいるし。だからそういう子どもの行動に合わせて、僕が子どもとよい関係をつくるという目標のもとに、子どものアクションに対してどんなリアクションをするかということも大事なことだよね。
青木　お子さんの行動をパターン分類すると、おかあさんともじもじしながら近づいて来る。
髙橋　それが標準的な行動。例えば定型発達のきょうだいが来るとそういう行動だね。
青木　よくついて来たおにいちゃんやおねえちゃんがおとうさんとおかあさんの間にはさまってもじもじしたりしていますよね。
髙橋　そうだね。だけど本人はピューっとおもちゃの方に行くとか。
青木　例えばお子さんが、おとうさんとおかあさんの後ろについてもじもじとやって来たときは、先生はどのように接するのですか?

子どものありのままを認める

髙橋　それはそのまま受け入れる。そのまま認める。まず大事なことは、この空間と僕という存在が、子どもと家族にとって安心できるものにならないといけないわけだよね。

　子どもの診療で一番大事なことは、僕は「安心」ということだと思っているのだけれど、そのためには、「おもちゃ触っちゃダメ。まずお座りして」ではいけないわけだよ。

　ありのままのその子を認める。認めて受け入れる。そういうふうなことから安心はスタートするわけだから。子どもがおもちゃのところへ行けば、そのことを肯定的に評価する言葉を投げかけるというようなことも大事なことだよね。

　そうすると、おかあさんは、「ああ、この先生は子どもに対して結構優しいんだな」とか、「ちょっといたずらをしても許してもらえそうだな」と思える、そういうふうなメッセージが送れるじゃない？

自分が起こしたアクションが、それを受け取る相手に対してどんなふうなメッセージを送ることになるのか、どんなふうなイメージを持ってもらうことになるのかということを絶えず考えながら関係を調整していくというのが、精神科の診療の一番大事なことじゃないかなと思っていて。それが僕の基本的なスタンスなのだけれど。

青木　インタビューにあたって、先生の診察を思い出していて、最初はどんなふうにされていたかなと思い起こすと、子どもさんとの最初の関わり方がケースバイケースでした。

髙橋　それはそうだ。子どもに合わせているのだから。

青木　決まった始まり方というものがあまりないなと。

髙橋　決まった始まり方というのは、自分の形に相手を合わせさせる、従わせるということでしょう？　それはおかしいと思うんだよ。

青木　そうですね。

先生の方に全く関心がなくて、おもちゃの方にビューっと行ってしまう子どもであっても、それなりの早い段階で、子どもとの関係づくりが始まるわけですよね。

髙橋　関係づくりというよりも、とにかく大事なことは、これから何度も触れると思うけれど、「する前に知ること」だと僕は思うんだよね。何をしてあげようかということよりも、いったいどういう子どもだろうか、どういう親御さんだろうか、二人はどういう関係なのだろうか、私と家族とはどういう関係になってきたのだろうか、そんなことをまず知ることが先だと思うんだよね。

それを知って、介入が必要なことは介入する、必要がないことはしない。そういうふうに、それからの自分の行動を律していくということかなと思う。

だからおもちゃで遊び出したら、それはそれでいいんだよ。何でいいかというと、まずは子どもにとって安心な空間であるというイメージを持ってもらえるからね。それと同時に魅力的な場所であるというイメージも持ってもらえるよね。

もう一つ、子どもがどんなものに興味をもち、どんなふうに遊ぶかも観ることができるよね。さらに、おもちゃをどんなふうに片づけるのかということも観察できるよね。

そうすると診察が始まる前から、その子どもについていろいろな情報が得られる。だから何でも活用するわけだ。

自己紹介

青木　大人だと、例えば私が初診するとしたら、「青木です」と患者さんに挨拶するわけですが、いろいろなバリエーションの行動を示す二歳くらいのお子さんに対して、先生はどんなふうに自己紹介をされるのでしょうか？
髙橋　幼い子どもに対してはわざわざ自己紹介はしない。
自己紹介というのは関係の始まりとして大事なことだから、おかあさんやおとうさんにはもちろんするけれど、子どもには名前を言う自己紹介はしない。

自己紹介がわりに親しい関係をまずはつくる。イメージを先につくるというのが、子どもとの関係では大事なことになるからね。

青木　よく分からないけど、優しそうなおじさんだなあとか、こわくないなあとかいうイメージを持ってもらうのですね。

髙橋　そういうふうな感じ。だからそのためにさまざまな配慮をするわけ。

例えば、遊び出したらそのまま遊びを認めるのも一つ。普通だったらおかあさんに怒られそうな場面で、おかあさんがちょっと注意をしても、「いいよ、いいよ」と言って認めてあげるとか。そういうふうにして、何か優しそうなおじいさんだなというふうなイメージを持ってもらう。

ひとしきりおもちゃで遊んだら、おかあさんのところにやって来る子もいるから、その時に、今度は違ったおもちゃを与えて、子どもと一緒に遊ぶ。そこで関係を深めるんだ。自己紹介がわりに、まずは良好な関係をつくるというふうなことを先にする。

小学生になったら違うよ。ある程度言語能力がある子どもだったら、私の立場を説明する。「勉強のことや友達のことなんかで悩むこともあると思うけれど、どうかな？　そんなときにどうしたらいいかを一緒に考えるお医者さんなんだ」などと説明する。

子どもは抽象的な言葉が殆どわからない。「悩む」という言葉が分からない小学生もいるから、「悩むって分かるかな？」と聞いて、分からないようだと「困る」に言い換える。

子どもの相談にのるお医者さんということで、小児科だと思う子もいるね。わざわざ小児科か児童精神科かという説明はしないけれど、「白い服は着ていないけれど、お医者さんなんだ。そのしるしにお医者さんが使う道具もそこにあるでしょう？」などと説明する。小学生になったらそういうふうなことはする。

青木　部屋に入って来たお子さんの行動なのですが、先ほど例にあげていただいた、①定型発達のちょっと緊張した様子、②あまり場面やまわりのものに関心を見せずおもちゃに突進する、あとはどんなパターンがありますか？

髙橋　泣き叫ぶ子もいるね。人見知りや場所見知りがとても強くて、出て行こうとする子もいる。自閉的な子ども、臆病な子どもにはそういう行動もあるね。

　そういう子どもがなかなか診察室に留まれないときはどうするかというと、私が部屋から出て行く。

　子どもにとってなぜここがこわい場所になるかと言うと、私という知らない人がいるからだよね。私がいなければ、襲われる心配がないから、診察室は安心できる空間に変わるよね。ここには魅力的なおもちゃが沢山あるわけだし。

　そういうときは、まず私が診察室を出る。そして親御さんと子どもだけで遊んでもらう。そして十分も経ったら、子どもはおもちゃの魅力に取りつかれていて、私が入って行っても気にしなくなっているから、静かに部屋に入り黙って私の席に座る。

　診察室に入って来た時は、新しい場所と新しい人という、二つの不安または恐怖の対象がある。部屋は襲わないから、人がいなくなれば診察室は子どもにとって随分と安心できる空間に変わっていく。少し経ってから、「落ち着きましたか？」と言って入る。

そうすると導入のところで良い関係がつくれるでしょう？
青木　こういうふうに柔軟に対応してくれる先生なんだなあと思ってもらえますよね。
髙橋　そうそう。そういうふうなイメージを持ってもらいたいわけだよね。そして、「おかあさん、いつもこうなんだね。大変だね」というふうに始められるでしょう？
　こんなふうにあれこれ考えるのだけれど。
青木　他によく見られる行動パターンはありますか？
髙橋　落ち着かない子もいる。部屋の中を走り回るとか。
青木　走り回ったり、棚に飛び乗ったりするお子さんもいますよね。
髙橋　棚の上のおもちゃを落とす子とか。
青木　それはやはりちょっと多動と見るべきなのですか？
髙橋　多動ということもあるし、落とすのが好きな子もいるし。上にあるものを落として、落ちた時のガチャンという音とかを楽しんでいる。注意されるのを楽しむ子もいるね。

3　診察をする

診断は支援のための道具

青木　大人の診察をするときは、最初しばらく話をお聞きするとだいたいあたりがついてきて、あとはいろいろ詳しく話を聞きながら、それでいいかなということを確かめていくという感じで進めることが多いと思うのですが、やはりお子さんでも同じようですか？

髙橋　う〜ん、そうだねえ。もちろん分かりにくいケースもあるけれど、入って来た最初のところでちょっと様子を見ていれば、子どもがどういう障害があるのかとか、どんな発達の段階なのかというふうなことはだいたい分かるかなあ。

　診断というのは支援をするための道具だから、診断自体は重要なことではあるけれど、それだけが大事なわけではないよね。

青木　診断がついたとしても、個々のお子さんの特徴とか、現在の細かい発達の段階が分かっていないといけないのですね。

髙橋　子どものことの全体が分からないといけないし、家族の関係の全体が分からないと──まあ、全体はそんなにすぐには分からないけれど、少なくともイメージができないといけない。

　だから子どものことが分かり、家族のことが分かる中で、その家族にとってぴったりの支援の言葉というものはどんな言葉がふさわしいのか、ぴったりのアドバイスはどんなものなのか、そういうことをいろいろ探すわけだよ。

　そのためには全体が分からないといけないと僕は思っていて、問診にものすごく時間をかける。

青木　そうですね。一時間半くらいかけておられることが多いですよね。

髙橋　僕はオーストラリアに一年ほどいたことがあり、時々よその国にも行って診察を見せてもらうこともあるけれど、だいたいみんな初診に時間をかける。心理検査も含めてだけれどね。日本ではなかなかそれは難しいということもよく分かっているけれど。でもそれは初診では必要な時間かなと思っている。

青木　最初に時間をかけておくと、後々がスムーズになりますよね。

髙橋　そうそう。もちろん分からないことは次々出てくるけれどね。

だいたい初診は挨拶をしてから、「じゃあまた次にお会いしましょうね」と言って診察を終えるまで、二時間くらいとっておくと、いいスタートが切れるかなという感じはしている。

青木　逆にそれ以上になってしまうと、お子さんも疲れてしまいますよね。

髙橋　そうだね。僕も疲れるし、家族も疲れる。だから二時間がいいところかなと。

主訴の確認をする

青木　最初は「なんでここに来られたのですか？」と、一番の困り事を聞くところから始まると思うのですが。

髙橋　そうだね。まずは主訴（主に悩んでいる問題）だよね。家族からすると、自分たちが一番困っていることを解決するために来ているわけだから、まずは主訴をしっかりと確認するようにしている。みんなもそうだと思うけれど。

青木　主訴の聞き方というのは？

髙橋　これはすべてのことに通じるのだけれど、「事実を確認する」ということが大事なことかなと思う。

どういうことかと言うと、家族が話す情報というのは、事実を直接伝えてくれることもあるけれど、解釈された情報の場合も結構多い。

例えば、「言葉が遅れています。それが心配です」。よくよく確認してみると、「おかあさんと言えなくて、『おあああん』と言う」とのこと。これは要するに構音（以後、発音）の問題なんだ。

この場合の主訴は、言語発達の問題ではなくて、発音の発達の問題だということがはっきりするよね。

だから主訴は、きちんと事実までさかのぼって確認することが大事、そのためには具体的な例を出してもらうと間違えなくてすむ。そうすると解釈された情報の背景にある心配している事実は何なのかが確認できる。

事実から出発して、それをもとにして推論を進めていくことが大事なことだと思う。だからそこのところをいつも大事にしながら主訴を確認していくようにしている。

青木　言葉が遅れているということを心配して来る親御さんが一番多いのでしょうか？

髙橋　それもあるし、そのほかでよくあるのは、癇癪がひどいとか、友だちと遊べないとか。

青木　健診で引っかかって来る場合は、言葉が出ないとか、視線が合わないとか、ジェスチャーが出ないとかですか？

髙橋　それは一、二歳の子どもだよね。三歳、四歳くらいになってくると、言葉に加えて癇癪や落ち着きのなさ、保育園などでの集団適応や友達関係、そういうのが主訴になるね。

そして小学生になると、今度は学業と集団適応。中学生くらいになってくると不登校とか、年齢により主訴は異なる。

青木　例えば二歳から四歳くらいのお子さんで、「言葉が遅い」というふうに言われたら、発音の問題なのか、理解が悪いのか？

髙橋　二歳児で発音を心配する親はいない。心配するようになるのは四歳から。ちなみに吃音も早くてそのころから。言葉そのものの問題は二つに分かれる。言語は話し言葉（音声言語）、書き言葉（書記言語）の二つある。音声言語についていうと、表出能力と理解能力に分かれる。書記言語は読字能力と書字能力に分かれる。

三歳までは音声言語が主な心配ごとだけれど、四歳、五歳になってくるとだんだんと文字の読み書きの心配が増えてくる。就学前の年長さんくらいになってくると、今度は小学校に入ってからの学習の問題も絡んでくるから。

でもこれは主訴のところでは聞かないよ。主訴であまり時間を使ってしまうと、親としてはなかなか先に進まないなあという気持ちにもなってしまうからね。

また「癇癪がひどいんです」、「癇癪を起こしたときには、私に噛みついてくるんです」と言ってくるおかあさんもいるわけだよね。「妹を叩いたりするんです」とか、「床にひっくり返って、頭を打ちつけてとても危険なんです」とか。

そういうことが出てくると、「それは大変ですね」と共感する。

青木　癇癪だったら、どういうときに出るのか、例をあげてもらったり……。

髙橋　そうそう。そしてその大変さに共感しながら、主訴を共有する。こうしながら主訴の内容が分かったら、ある程度どういうふうな障害があるのかということがイメージできるようになる。

そうすると次に現在症を聞くという展開かな。

現在症を聞く

青木　先生の診察は現在症の聞き方に、割と決まった流れがありますよね。
髙橋　診察というのは基本的に医者主体ではないと思うんだよね。僕たちはあくまでも「支援者」だから、診察の流れも医者主体ではなくて、診察を受ける側、相談を受ける側が主体の方がいいと思っているんだ。
　だから多くの場合は親が答えやすい質問から問診を始めるというのが僕のスタイルかな。
青木　答えやすいというのは具体的な日々の事柄として答えやすいということですか？
髙橋　そうそう。
　日常生活に関連した事柄で、どんな人でも答えやすい質問―例えば食事の問題とか、トイレの問題とか、こういうことは答えやすい。それで食事のことから始める。
青木　食事は一日に何回もありますからね。
髙橋　そこから始めると親の大変さもよく分かる。特に幼児期の保護者にとっては主要な関心事であるわけだよね。食事をちゃんと食べるか、トイレでおしっこができるかなどが子育てをしているおかあさんにとっては主要な関心事であり苦労でもあるんだよ。だから　食事、排泄、衣服の着脱の順に聞いていく。
　でも時々順番を変えることがある。それは、主訴を聞いて、その主訴が親にとっては悩みが深く早く話して解決したいと思っている場合には、主訴に関係したところから始める。

例えば、「おかあさんは言葉のことがとても心配みたいだから、まず言葉のことからお聞きしますね」と言って、そこから始める。これも支援を受ける人主体の問診のあり方だよね。

どこから始めたら、どういう順序で進めたら信頼関係がつくれるのか、深まっていくのか、というようなことを考えるわけだ。

緊張しないで答えやすいところから始めて、だんだん関係が深まっていって、それから少し答えるのが難しいようなこととかに入っていく。

もう少し細かい配慮から言うと、食事のことというのは、おかあさんやおとうさんは発達とはあまり関係がない領域と考えている。しかし言葉のことからいきなり入ると―例えば三歳の子どもでまったく言葉が話せない、自分の名前にも反応しない、というふうなことからいきなり問診をスタートすると、親は最初から自分の子の深刻な発達の遅れに直面させられるよね。これはとてもつらいよ。

だから関係ができてから少しずつ、そこに話を進めていくというような順序にしている。

いきなり、うちの子どもはまだ赤ちゃんの段階なんだ、と深刻な現実に直面するようなところから始めると、正確な情報の聞き取りや信頼関係の形成にも影響するからね。

青木　親御さんにとっては、お子さんのできていないことを話すのはすごくつらいことですよね。

髙橋　それはつらいよな。そこのところにいくまでに、この医者は子どものことがよく分かっているんだ、自分たちの気持ちも大変さもよく分かってくれそうだ、というふうに思ってもらいたいんだ。そして、自分の子どもの発達がとても幼い状態であるとしても、何とか希望の持てる言葉を言ってくれるかもしれないと思って欲しいわけだよ。

そんなことも考えて食事のこと、排泄のこと、着脱のことを聞くときに、解説や見通しを少し入れることが多い。

例えば偏食の話をしている時に、「おかあさん、これくらいの年齢の偏食は、おかあさんにとってみれば大変かもしれないけど、まだまだ軽い。相撲でいえば十両級ですよ」というふうなことを言ったりする。おかあさんが思っているほど深刻ではないということを伝えたいわけだよ。

そんな工夫もしながら、問診を進めていく。そうすると親御さんにとってみると、自分はとても悲観的にみていたけれど、ひょっとしたらもう少し希望が持てるかもしれないと思ってもらえるかもしれないし、少し深刻な発達の遅れの話になっても、この医者だったらもう少し違った見方で、もうちょっと肯定的にみてくれるかもしれない、と思ってもらえないかと考えてやっている。

僕はこんなふうにやっているのだけれど、他の先生たちはどうしているのかなあ。

⑴ 食事

青木　先生がよく診察の中でお聞きになるいろいろな発達の指標について教えていただきたいのですが。例えばお食事だったら、「コップ使えますか？」、「ストロー使えますか？」、「スプーンは？」とか？

髙橋　順序があるんだよ。ちゃんとした研究が沢山ある。

食具、例えばコップだったら、だいたい生後九か月くらいから使い出す。そして一歳過ぎくらいまでには、自分でなんとか飲めるようになる。

青木　最初は赤ちゃん用のコップから始めて、一歳くらいになると普通のコップが使えるようになるのですか?

髙橋　順序がある。赤ん坊は八か月頃からストローマグ、それから両手ハンドル付のコップに移行することが多いけれど、最初にコップが飲むための容器であることが分からなければいけないよね。容器であることが分からないと、投げたりするわけだよ。コップというものの生活における用途というものが、まずは認識される必要があるわけだ。それがどうも九か月から十か月くらいから始まるようなんだ。

そして飲むときに一番難しいのは傾け方。コップを上手にゆっくり傾けて飲み込めるだけの適当な量を口の中に注ぎ込む、これが難しい。それに、九か月から始めて一歳半近くまでかかるんだ。

子どもの発達については実にいろいろな研究があって、それらを参考にしている。ただ、鵜呑みにしているわけではなくて、日々の生活や診療の中でその正確さなどを検証している。

検証の仕方は、定型発達の子どもたちを観察することなんだ。コップだったら、飲み物を飲んでいる子どもを観察して、月年齢が分からなければ、おかあさんに、「上手に飲めるね、何か月ですか?」と聞く。だいたい十ケースくらい観察すると判る。

検証ができたら、それに基づいて基本的生活習慣の標準的な獲得のプロセスと月年齢はこれくらいだということを頭の中に入れて、それに従って評価をするということになる。

ストローマグが使えるようになるのは幅があるけれど八か月頃から。だから順序からいうと、ストローが一番初め、その次がコップ、最後がスプーンの順序が無理がないと思う。

ただこれも細かいことをいうとまた障害によって違う。例えば自閉症の子はそれでいいのだけれど、ダウン症候群（以後、ダウン症）の子は筋緊張の低下があるので吸うということが難しい。コップの後でストローという順序が普通。このように障害によって微妙に違うところもあるから、あれやこれや考える。

日本ではスプーンもだいたい一歳くらいから使わせ始める。最初は上手持ち、二歳台になると下手持ち、三歳台になってようやく私たちのような三指持ちの子が増えてくる。

お箸の研究というものもあって、使い始めるのはスプーンの三指持ちができるようになってからで、三歳半以降が子どもには負担が少ない。そんなこともよく知っておかなければ、行き届いた支援にはならないと思う。そういう勉強や研究は何でも面白い。

しかし、最近は外国の子どもたちもよく診察する。中国、フィリピン、ブラジル、バングラデシュ、スリランカなど、国によって生活習慣やそのしつけも違うので、一つ一つ学んでいる。

例えば、スリランカは主に手で食べる文化なので、手で食べる食べ方の習得のプロセスやマナーというものがあると思うんだ。僕はそれを知らないので、これから少しずつ勉強しないといけないと思っているところ。外国にルーツをもつ発達障害児の診療や支援はこれからの重要な課題の一つだね（二二八頁を参照）。

食具についてはこんな感じだけれど、始めるのが以前に比べて最近は遅れ気味だね。

青木　日本人の食生活が変わって来ていますものね。
髙橋　そう。
子どもの発達というものは文化の影響も受ける、時代の影響も受けるということも考えていないといけない。
特に最近遅いのは、排泄。排泄の自立の時期も遅れているね。
青木　先生はよく「飲み込んだものが鼻から出て来ることはありますか？」とお聞きになっていますよね。
髙橋　あれは粘膜下口蓋裂をスクリーニングしているんだ。粘膜下口蓋裂というのは気づかれないことが多いから。息が鼻に抜けすぎて「ブ」が「ム」になるなど発音にも影響する。だから必ずそれは聞く。
青木　軟口蓋のところの口蓋裂ということですね。そうすると発音も悪くなって、食べ物も逆流しやすくなるのですね。
髙橋　以前に聞き落として失敗した経験があるから。だから初診の時にきちんと聞いて確認するようにしている。
そういうふうに答えやすい生活習慣に関係したところから聞くのだけれど、障害とは関係なさそうなそういう面にも障害特性を反映した特異的・特徴的な行動が認められる。
自閉症の子どもなら強い偏食、食べ物のにおいを嗅ぐ行動、特定の場所以外では食事をしない（場面不食）など診断に結びつく特異性の高い情報が得られる。

注意欠如・多動症（以後、ＡＤＨＤ）の子どもだったら、食べ物に関連した問題は少なくて、マナーの問題が中心になる。すぐ離席するなど行儀が悪い、お喋りに忙しくて箸が進まない、食べ物で服や床を汚してしまうとか。

ダウン症の子どもだったら、ものが噛めないとか飲み込めないとか。筋緊張低下症や小顎症などによる摂食の問題だね。

それぞれの障害の特性を反映した行動と問題はあらゆる生活場面で表れる。だから、正確な診断をするためにも、生活全体を知る必要がある。また当然のことだけれど、そういうことが分かっていると、あとで生活に即した具体的なアドバイスができる。

青木　さまざまな角度から情報を収集しておくことが大事なのですね。

髙橋　そうそう。だからいろいろ考えているわけだよ。面白いだろう？

青木　先ほど「このくらいの偏食だったら」というお話が出ましたが、偏食もおかあさんが気にされることのように思うのですが。

髙橋　そう。せっかく自分が作ったものを子どもが食べてくれないというのは悲しいことだし、健康面でも心配だよね。

青木　明らかにこれは極端な偏食だというのは、どのあたりに境目があるんですか？

髙橋　まず偏食とは何かだけれど、偏食とは日常的によく食卓に並ぶありふれた食べ物を食べないこと、と僕は考えている。

例えば二歳の子がキャビアを食べないからといって偏食とは言わないね。アボカドを食べないから偏食だとは言わない。日本ではごはん、たまご、肉、魚、豆腐、牛乳、季節の野菜や果物、こういう日常の食卓に並ぶものを食べないことを偏食としておくのが現実的かなと思う。

青木　そういう日常的な食べ物を食べないのは、偏食といっていいだろうということなのですね。ですが、一つ二つ食べられないものがあるというのは、子どもによくあることですよね。

髙橋　そうそう。だから偏食についてもその種類や背景要因が異なる―例えばダウン症の子どもの偏食だったら、それは食べ物の硬さ、大きさ、噛みにくさによる。ダウン症の子は摂食機能の問題があり咀嚼が難しいことが多いから、柔らかいものは食べられるけれど咀嚼しにくい固いものは食べにくいというようなことがよくあるわけだよね。

自閉症の子の場合は、食物の形態よりも味、におい、食感、食べ物の温度などの感覚過敏性に加えて、食器の種類や色、盛り付け方へのこだわりなどが原因のこともある。

自閉症の子どもの偏食は乳児期からある子もいるけれど、多くは二歳くらいから強くなっていく。食べ物の種類では、好きなものは米飯、麺類などの炭水化物、嫌いなものは野菜ことに葉物野菜と果物だけれど、ジュースは飲む子も結構いる。肉、魚、卵、牛乳などは好き嫌いが分れる。

極端な子もいて、鉄欠乏性貧血になったり、まれだけれどビタミンB1の不足でウエルニッケ脳症になった例もある。

場面不食も、自閉症の子どもでは結構ある。家では何でも食べるけれど、自宅以外では一切食べないとか。逆もあったりする。

原因としては、場所見知りということもあるし、微妙に味が違うとか、そういう過敏さもある。

よくよく聞いてみると、レストランのお皿の音が嫌いというのもあったね。

偏食一つとってもさまざまな理由がある。だからあまりステレオタイプなものの見方をしないこと。

その子ができないのはなぜかということをケースバイケースで考えることが大事。それがまた楽しい。もちろんある程度の傾向はあるんだよ。

(2) 排泄

髙橋　トイレットトレーニングの課題は排尿と排便に分かれる。

まず順序からいうと、トイレで排尿ができるようになって、それから排便ができるようになる。これは文化によってずいぶん違う。

日本ではだいたい二歳くらいから、まずは出た後に不快な感じが分かって知らせる―後告が最初。それができるようになると、定時排尿―時間を決めてトイレに連れて行くと排尿する。次は随時排尿―おかあさんがタイミングを見計らってトイレに連れて行くと排尿する。それができるようになると、今度は予告―本人が親に知らせて、親が連れて行く。ここまでくると、だいたいできるようになる。予告の段階になると、まもなく自分でトイレに行ってオシッコができるようになる。

ところがそれで完全に自立かというと、実はまだ課題が残っている。最後の課題が、タイミング学習―ギリギリ間に合うタイミングを自分で会得するという課題。遊びに夢中になっていて、洩れそうなのに我慢してまだ遊びを続けている。そのうち我慢できなくなって慌ててトイレに行くのだけれど、ジャーっと失敗してしまう。

青木　トイレに行きたいことは分かるんだけど、いつまで我慢できるかが分からないのですね。

髙橋　尿意を感じた時に、どのタイミングで行ったら間に合うのか、そこのところを学習するのが結構難しい。

青木　予告までできるようになるのは何歳くらいですか？

髙橋　それはいろいろだけれど、普通の子どもだったら三歳くらいになったらできるようになるかな？

　自閉症の子はもっと遅れる。軽度の知的障害を伴う子から標準的な発達の子は、だいたい三歳から四歳くらいでおしっこがトイレでできるようになる。できるようになるというのは、定時排尿でできるようになるという段階。中等度の知的障害の子は四、五歳かな。随時誘導くらいから時々自分でトイレに行っておしっこをするようになる。重度の子になると、就学前から学校に入ってくらいが多いかな。六、七歳からだね。最重度の子になると小学校の中学年とかになる。

　自閉症の子どもについては、知的な発達によって違う。うんちの場合は、おしっこの自立よりもまた一、二年遅れるというのがだいたい標準かなと思う。他の障害の子どもについてはもっとバリエーションがある。

　その子どもが排尿の自立の段階のどのレベルにあるかということが分かると、二つのことがいえる。例えば随時誘導で行けるようになると、出た後で知らせる後告の段階、定時誘導の段階を経て随時誘導の段階に到達したわけだよね。後告もなかった段階と比べると三段階も上に進んでいるわけだよね。それを後づけることによって、子どもがそこまで発達してきたことが分かる―過去と比較して子どもの成長が確認できるよね。

そして、随時の誘導でトイレで排尿できるようになると、自分でトイレに行くという段階がその次に待っている。そうすると次に無理なく達成可能な目標が設定できる。発達が分かっていると、物事を否定的に見なくてすむでしょう?

子どもの発達を確認することができるし、それは同時に親の努力が実っているということでもあるよね。

青木　おかあさんにとっては毎日のことだから分からないのだけれど、定期的な診察で前回よりもこんなことができるようになっていると分かるとうれしいですよね。

髙橋　そう。そうすると安心が生まれる。そしてその次の目標が分かれば、取り組み課題も分かる。それが達成できれば、子育ての自信につながる。そして僕との関係もよくなる。

うまくいかないことも、もちろんあるんだよ。そのときにはまた、「どうしてかなあ?」と一緒に考える。そして、子どもの到達段階の再評価と取り組み方法の見直しをする。

(3)　衣服の着脱

髙橋　衣服の着脱については、子どもは二歳過ぎから靴やパンツを脱ぎ、それから穿くようになる。僕の子育てのサポートの仕方は、何事も「段階を踏まえて楽なことから始める」ということ。そして成功体験を重ねてもらうこと。

衣服の着脱も順序が決まっている。まず脱ぐ方が簡単。脱ぐ順序も決まっていて、さっき言ったように、まずはパンツ、ズボン、靴、これらがセット。これらはだいたい同じ頃にできるようになることが分かっている。それができるようになると、今度はそれを穿くことになる。

その次は、シャツを脱ぐ。そしてシャツを着る。

青木　同時進行はないのですか？　ズボンを穿けるようになってきた頃にシャツを脱ぐことができるとかではなく、ズボンやパンツの脱ぎ穿きができるようになってから次にいくというものなのですか？

髙橋　そういうふうにした方が子どもにとっては無理がない。支援というのは、親の希望にそって課題を設定することもあるけれど、それを実際に獲得する主体は子どもなのだから。最終的には子どもの支援なのだから、子どもにとって無理のないやり方でなければいけないんだよ。

発達に支援が必要な子どもにとっては、パンツも服も両方脱ぎなさいというのは難しいから、まずはパンツから始めるわけだ。

青木　ひとつずつ、脱ぐ、着るということを繰り返して、それができるようになったら次というふうに進めるのですね。

髙橋　パンツとシャツの脱ぎ穿きができるようになると、今度はボタンだ。ボタンの止め外し。まずは外す。子どものボタンは大体三つあって、それも順序がある。一番簡単なのは真ん中だな。よく見えるし、扱いやすい。

もちろん大きなボタンと小さなボタンとあるよ。大きなボタンの方がいい。ボタンも丸いボタンと平たいボタンとあるよね。すべすべしたボタンもあるよね。それによって扱いやすさが違うから、そういうこともよくよく聞くんだ。

大きなボタンを真ん中から外す。次に易しいのは、下のボタンだね。一番難しいのは一番上の襟のところのボタンだな。そういうことも支援者の方で知っていて、その順序でアドバイスをする。

上と下のボタンは外しておいてあげて、真ん中のボタンだけを外させる。それでも難しければ、例えばボタンの穴を少し大きくするとか、毛糸で少し穴かがりをしてもらうとか。そうすると外しやすくなるだろう？ いろんなことをアドバイスするんだよ。

動機づけも大事。成功するとやる気がでる。だからまずはどこから始めたら成功するのか。どんなボタンだったら成功しやすいのか。いろいろ考えるわけだよ。そういうことを親と一緒に考える。一緒に考えるということが大事。そうすると親の方も自分なりの工夫をしてくれるようになる人もいるんだよ。ボタンが何とか自分で止め外しできるようになるのは定型発達では三歳後半かな。

結構難しいのがシャツの前と後ろ、これが難しいんだよ。私たち大人もそうだけどね。そして次が裏表。

最後の課題は身だしなみ。実はそれからもあるのだよ。服の選択とか、衣替えとかもあるのだけれど、一応は裏表を間違えずに着られればいい。

もう一つ着脱で大事なのは、身につける部位と順序かな。パンツを頭からかぶるとか、服を着てからシャツを着るとか、そういうことをする子がいるんだよ。体のどこに着るか、そしてその順序も大事なんだ。それも同時に教えなければいけない。

だから、まず着替えをする場所を決めておき、着せる順序に従って衣服を並べて置く。着せるときには、決まった順番に、「パンツ脱ぐね」などとそのものの名前を言ってから、脱がせる。そして、脱衣かごに入れさせる。それから、脱ぐときと同様のやり方でパンツから穿かせる。そうすると身につけるルールも覚える。毎日、朝晩繰り返すので自然に覚えていく。

青木　特に努力するわけではないけれど、いつの間にか学んでいたということになりますね。

髙橋　そういうのが子どもからすると受け入れやすい。僕としては子どもを傷つけたくないわけだよ。

そういうふうにして子どもが知らないうちにいろいろなことを習得できたらと思っている、それが理想だね。

穿くというのも順序が大事。僕がよくアドバイスするのは「終わりから始める」という方法。パンツを穿くというのは、プロセスをよく考えてみると、パンツを持つというところから始まるよね。障害のある子にとってはパンツを上手に持つというのは難しいことなんだよ。パンツを開いて、脚を入れる穴に足を通さなければいけないのだからね。パンツには二つ穴が開いていて、右の方の穴には右足だけを入れる。難しいよな。そこから始めると絶対失敗するんだ。

だから最初はお母さんがパンツを太もものところまで上げておく。それから自分で腰まで上げるだけだったら簡単だね。これは穿く過程の最後の動作だね。終わりから始める、というのはそういうこと。

それができるようになったら、膝まで上げておく。それができるようになったら今度は足首まで通しておいて、上げさせる。

青木　パンツ・ズボン・靴下が脱ぎ着できるのは何歳くらいというのはあるのですか？

髙橋　ボタンの止め外しまで含めると、普通の子だとだいたい四歳くらいからだね。

身辺自立の課題については、親はまず食事のことが心配になる。その次が排泄、着脱はそれと同時かちょっと遅れてという順序。だからいきなり三つのことを同時にはしない。

まずは食事を自分から食べるようになってほしいというのが、おとうさんやおかあさんの願いで、そこが一番子どもからしても獲得しやすい。

青木　機会も多いですしね。

髙橋　だからまずはそこから始める。いろいろなことを、子どもの発達にそって無理がないやり方、親の希望にそったやり方で、成功体験を重ねてもらう。すべてのことをそういう方針でやっていくんだ。それが子ども主体の医療、発達支援ということだよね。これは自閉症の大学生の就職活動の相談にのるときも一緒だよ。僕たちは子どもの育ちと自己実現の支援者なのだから。

それが児童精神科診療の基本ではないかと思うけれど、みんなはどうしているのだろうか？　人の診察を見る機会がないからなあ（笑）。

⑷　睡眠

髙橋　睡眠で確認しないといけないことは四つある。一つは睡眠量の問題で、不眠や過眠、二つ目は睡眠覚醒リズム。三つ目は睡眠中の行動の問題、驚愕症（夜驚症）や寝ぼけてうろうろする睡眠時遊行症などの睡眠時随伴症、そして四つ目が寝ているときの呼吸状態、扁桃肥大などによる閉塞性の睡眠時無呼吸低呼吸（睡眠時無呼吸症候群）の問題、これらの四つに関わる問題について一つ一つ聞いていく。

標準的な睡眠量は一歳から三歳で十一時間から十二時間、三歳から六歳で十時間から十一時間といわれている。睡眠覚醒のリズムについては、赤ん坊のときは日に何度も寝たり起きたりする多相性のパターンで、次に一歳になると昼前と午後に少し寝て、夜にまとめて眠る三相性、三歳から四歳になると昼寝を二時間ほどして夜ぐっすり眠る二相性、五歳になると多くは昼寝をしなくなる単相性というふうに変わっていく。それも把握しておかなければいけない。何時に寝て、何時に起きるかも合わせて。

睡眠量や睡眠のリズムの問題も、自閉症、ダウン症、プラダー・ウィリー症候群、ＡＤＨＤなど障害によっていろいろ異なる。

青木　自閉症の子どもの場合は、睡眠の相について特異的なパターンがあるのですか？

髙橋　自閉症の子どもの睡眠覚醒リズムの発達は定型発達の子どもとあまり変わらない。中には二歳なのに単相性で睡眠時間も七時間というような子もいるけれど、睡眠時間がとても長い子もいる。だから一人一人よく聞かなければいけないわけだ。

自閉症の子の睡眠問題としては、睡眠時間が短い、入眠時刻が遅い、中途覚醒が多い、睡眠習慣が崩れやすいなどが代表的な問題かな。

どれも家族には負担になるけれど、中途覚醒が一番大変かな。深夜の三時に起きて冷蔵庫あさりをするとか、テレビを観るとか、鍵をかけていても家から出て行ってしまい警察から保護していると電話がかかってくるとか。そういうことが知的発達の遅れた学童期以降の自閉の子どもではありうる。これはおかあさんやおとうさんにとっては大変だね。

睡眠中の行動の問題―睡眠時随伴症も結構あって、ひどい歯ぎしり、幼児期の後半からは睡眠時遊行症や驚愕症などが代表的。青年では心的外傷後ストレス障害になった場合には悪夢や中途覚醒もよく認められるけれど、それ以外でないように思う。

それ以外の問題としては、レム睡眠行動障害もある程度の年齢になると起こってきたり、閉塞性の睡眠時無呼吸低呼吸も時々ある。ナルコレプシーなんかもまれだけれどある。ナルコレプシーは自閉症だけでなくADHDでも認められるし、子どものナルコレプシーではADHDの併存率が高いことも知られている。

そういうこともあるから、落とさないできちんと聞く。初診というのは、なるべく丁寧にもれがないように聞くことが大事。

僕はナルコレプシーを併存した三歳の自閉症の子に出会ったことがある。ここの児童発達支援センターに通っていた子どもだったけれど、歩きながらふっと寝てしまうんだ。

最初はよく分からなかった。しかし、ひょっとしたらナルコレプシーかもしれないと思って、文献を調べたら、二十例くらいの幼児例を報告している論文があった。もちろん薬物療法をしたら、ぱっとよくなった。幼児のナルコレプシーは珍しいけれどある。それから頭部外傷の後でナルコレプシーになった子もいた。突発性の過眠障害の子どもに出会ったこともある。

こういうことが子どもでもあるから、最初はなるべく聞き落としのないようにしなければいけない。

そのためには、それぞれの障害の併存症についての文献をしっかり読んでおくこと。そして疑われるものがあったら、それに関係した文献をきちんと読んで情報を増やしておくということが大事。豊かな情報を持ったうえで、もれなくきちんとということだ。

それからもう一つ、睡眠では体動について聞くこともある。あまりにも体動が激しくて隣に寝ている親が不眠になる。そういう例が実際にあるんだよ。そういうのは僕も知らなかったけれど。

青木　自閉症の子どもも何か体動に特徴があるのですか?

髙橋　特に特徴はないな、論文もないと思う。でも体動の激しい子もいる。そうすると親も大変だとか、いろいろなことが分かってくる。

青木　こうやって丁寧に聞いていくと、親御さんとしても全体にわたってよく理解してもらえていると思えますね。

髙橋　そう。そしてこちらは子どもと家族の日々の生活全体をイメージできる。

全体が分かると、家の中での家族への影響や対応の様子もよく分かってくるでしょう?　そうすると全体を生き生きとイメージしながら支援をしていくことができる。

例えば子どもが夜中に起きたとき、誰がつき合うのだろうかとか。おとうさんが二交代勤務で夜勤のときには、おかあさん一人で大変だなあとか。

(5) 言葉の問題

青木　このあとが言葉の問題、感覚過敏、こだわりと続くのですね。

髙橋　生活習慣を聞いた後には言葉についての質問に移ることにしている。それがやっぱり幼児期や学童期の主要な問題だから。幼児期だと音声言語、学童期だったら書記言語、国語の問題。

だからある程度関係ができてきたら、話題を移すのに適当なテーマになるんだよね。いきなりこだわりの問題にというのは、ちょっと飛び過ぎる感じがする。

まず言葉の問題、次にジェスチャーなど言葉以外のコミュニケーションの問題―「視線が合いますか？」とか「人との関わりはどうですか？」とか。そういうふうにしてコミュニケーションと対人関係を話題にして、そして最後にとても異質な質問―こだわりなんていうのは、私たちの生活からすると異質だよね、だからそれを最後に聞く。

自然に答えやすい、そういう流れをいろいろ考えるのだけれど。

① 問診の仕方

青木　言葉の発達についての質問の仕方を教えてください。

髙橋　それも発達の順序に沿ってだね。

まずは、聞こえに問題がないかを確認する。「音に対して反応しますか？」、というのが最初。

聴力に問題がなければ、その次に言語理解について質問をする。最初は、「名前を呼ばれたときに、反応しますか？」。呼名に反応し始めるのは五か月。これには沢山の研究がある。生まれて五か月になったら、子どもは自分の名前を呼ばれると反応する。まず呼びかけの語調を理解して反応するというのがこの時期。ただし、ケンちゃんに「さっちゃん」と呼びかけても反応するよ。名前を聞き分けているわけではなくて、「～ちゃん」という語調を、自分に対して向けられたものだと理解するのが五、六か月だということ。

そして七、八か月になると、禁止の語調も分かるようになる。「だめっ！」という鋭い語調に反応する。

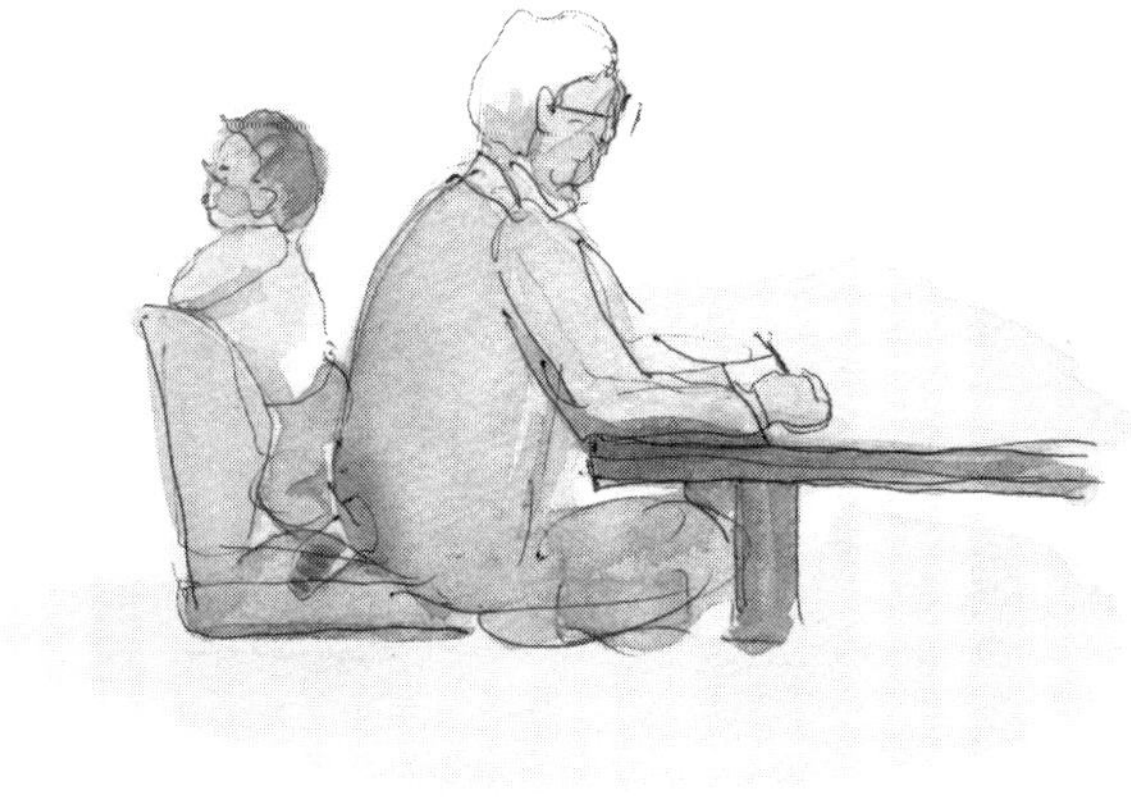

診察風景
背中合わせでスキンシップを楽しんでいる。

九か月くらいになると簡単な指示が分かるようになる。「ごはん」、「おふろ」などが分かるようになる。しかし、これは言葉の内容を理解して指示に応じているわけではなくて、そこには言葉の指示内容の理解を助ける関連した状況や物がある。例えば、食卓にご飯やおかずが並んでいるとか、お風呂のドアが開いて湯気が見えているとか。そういう手掛かりになるものとセットになって言語内容を理解できるというのが、早くてだいたい九か月くらいから。

十か月になると「バイバイ」などのジェスチャーが少しずつできるようになっていく。こんなふうに小学校に入るくらいまで段階的に発達していく。

青木　その順番が逆転したりすることは、原則ないのですか？

髙橋　自閉症の子どもでは逆転することがある。例えば言葉は二、三語しかしゃべっていないのに、アルファベットを読むとか。だから言語面でも障害によってそれぞれ特徴がある。

自閉症の子どもだと、話し言葉と書き言葉の発達の逆転が起こったりする。普通だと、二千から三千の語彙を獲得してから初めて書き言葉に興味を持つ、これが四歳。ところが、自閉症の子どもの中には数語しかしゃべらないのに、アルファベット、数字、仮名を読む子がいる。こういう逆転が起こるのは自閉症の子どもに特異的。

青木　話し言葉の発達の順番が逆転することもあるのですか？

例えば禁止は分かるのに名前はわからないとか。

髙橋　それもある。言語発達というのはなかなか難しいのだけれど。

話し言葉の機能には理解と表出とあるよね。自閉症の子どもの多くは見かけ上の言語表出能力の方が言語理解能力より高い。

例えば、おかあさんと外に出掛けたいときに、「ケンちゃん、お外行くよ」と外出する時におかあさんが子どもに指示する言葉を、おかあさんと同じ抑揚でしゃべっている子がいる。こういうのを遅延反響言語（delayed echolalia）というけれど、幼児期から学童期にかけての自閉症では結構ある。

こんな子に、「これなあに？」と聞いても答えられない。これくらいのフレーズをしゃべっていれば、普通はその前提として、二歳の子が理解できる「これなあに？」という質問には当然答えられなければいけないけれど、答えられない。

これが自閉症の神経心理学的な発達のユニークなところだね。機械的な記憶力が得意で、意味理解が苦手という自閉症の子どもの認知特性が背景にあってそうことが起こっているわけだ。

② 反響言語

青木　自閉症の反響言語（echolalia：以後、オウム返しまたはエコラリアも併用）というのは何なのですか？

子どもにとってはコミュニケーションなのですか？

髙橋　オウム返しは二つの種類に分かれる。

種類としては、相手の言った言葉を直後に抑揚も含めてそのまま反復する即時反響言語（immediate echolalia）と、さっき話した遅延反響言語に分かれる。

即時反響言語はよく観察していると三段階あることが分かる。第一段階では、何か指示や質問をされたときなどに、何か答えなければいけないのだけれど、質問の意味が分からないので、相手の言ったことをそのままオウム返しをする。

例えば、「お外行くの?」とたずねると、「お外行くの?」と返す。出掛けたいのだろうと思って、連れ出そうとすると怒りだす。出掛ける気はないのだと分かる。こんな展開になる。

青木　何か答えなければいけないということは分かっているのですね。

髙橋　そうそう。だけど何を答えていいか分からないので、相手の言ったことをそのまま繰り返す。

例えば、青木先生はよくモンゴルに出掛けるけれど、モンゴル語が分からない日本人がモンゴル語で話しかけられたときに、相手と同じ言葉を繰り返すということはあるよね。英語の場合でも、初期にはそうだね。それと一緒。相手の言った言葉を同じ抑揚でオウム返しするというのが、最初の即時反響言語の特徴。

もう少しすると、今度は相手の言ったことを返事に借用するという段階になる。第二段階では、意味は分かっているのだけれど、自分では適切な言語表現ができないので、相手の言ったことをそのまま借用して返事とする、抑揚も尻上がり。今度は意味が分かっていて返事をしているので、外に連れて行こうとすると喜んで従う。

青木　その段階では、「お外行きたい?」と聞かれて行きたくない場合はどのように反応するのですか?

髙橋「お外行きたい?」と聞かれて、行きたくないときは返事をしないことが多い。

最後の第三段階になると、「お外行くの?」と聞かれると、「お外行くの」と返す。発言内容は同じだけれど、終わりの抑揚が尻下がりになる。

質問の抑揚は尻上がり、返事は尻下がりという抑揚のルールも分かって返事をするようになる。もう少し進むと、「の」が消えて「お外行く」と返事をする。

随分と違いがあるでしょう？　同じオウム返しなのだけれど、子どもの言語やコミュニケーションルールの理解レベルによって微妙に変わっていく。

よく観察していると、子どもが一生懸命に生きている姿が手に取るように分かって面白いし、感動する。

青木　イントネーションを学ぶことの方が、「お外に行く」という文章を自分でつくれるようになるより簡単なのですね。

髙橋　エコラリアは病気の症状ではなくて、自閉症児のユニークな言語発達における過程の一つなのだよ。

私たちは人に問いかけるとき、イントネーション、抑揚は尻上がりになるよね。意味内容は関係なく、人に尻上がりで話しかけられたときは質問だと、理解するよね。すなわち抑揚には意味があるということがよく分かっている。その尻上がりと尻下がりの抑揚の意味を理解するようになると、返事としては「お外行くの（⤵）」と尻下がりになる。

ただし「お外行く」と「の」が取れるのは次の段階。それはまだあとのことになる。

青木　エコラリアが日常的に認められるのは自閉症に特異的なことと思っていいのですか？

髙橋　視覚障害の子どもでも一時的に認められることはあるけれど、続くことはない。定型発達の子どもでも、急に質問されたときなどにエコラリアが出たりすることはあるが、一過性で続くことは決してない。

研究の歴史をみると、エコラリアが自閉症以外にもあるのだと言われた時代もあった。例えば英国のビショップ（Dorothy Bishop）や米国のラピン（Isabelle Rapin）などから、知的発達の良い自閉症とよく似た―言語表出力に比べて理解力が劣る語義語用症候群（semantic-pragmatic syndrome）という障害が提案されたことがあり、自閉症との異同をめぐって論争が続いた時代があった。その過程でエコラリアはこの症候群にもあるので、自閉症に特異的ではないと主張された。また、水頭症の一部に認められるカクテルパーティー症候群（cocktail party syndrome）でもパターン化された表現やエコラリアが認められると指摘された時代もあった。でも結局はそれらの症候群も自閉症の中に吸収されてきた歴史がある。

今では自閉症以外の障害でエコラリアがあると主張する人はいなくなったね。僕自身も経験していない。

青木　自閉症の子どものエコラリアは自閉症の言語発達のどの段階で起こりやすいのですか？

髙橋　名詞や動詞の理解がまだ充分でない段階でよくみられる現象だね。意味理解力と機械的記憶力の差が大きい子どもにみられやすい現象なんだ。

英国にローナ・ウィング（Lorna Wing）という自閉症の娘をもつ素晴らしい自閉症研究者がいたけれど、その人が提案した対人関係の三類型―積極型（active-but-odd type）、受動型（passive type）、孤立型（aloof type）では、積極型によくみられる言語行動だね（予後の予測の項を参照）。

積極型の子どもは、幼い頃は機械的記憶力と意味理解力の差が大きいからなんだよ。それに対して、受動型の子どもはその差が比較的小さいから、あまりエコラリアがみられない。

青木　では、言語発達としては、言葉の理解を助ける手掛かりになるもの―例えば、ご飯という手掛かりになる物が見えている状況で、「ご飯食べる？」と聞いても理解できない段階では、エコラリアは出ないのでしょうか？

髙橋　手掛かりがあっても言語指示が分からない段階の子どもには即時反響言語はない。その段階の子どもはまだエコラリアすら発することができない。

青木　もう少し言葉の力が上がらないとエコラリアも出ないのですね？

髙橋　そういうことだね。

青木　エコラリアが起こる一定の言語発達段階の時期には、殆どの言葉がエコラリアになるのですか？

髙橋　そんなことはない。「これなあに？」などと意味が理解できない質問をされたりしたときにはエコラリアになるけれど、意味が分かる言語指示に対しては適切に行動をするし、要求も言葉で表現できる。

青木　順調に獲得してきているものについては普通に発話できるんですね。

髙橋　そういう子どももいるね。「ジュースちょうだい」とか「ジュース」とか。

意味の理解ができないときにエコラリアになるので、意味が分かっているときは、パターン化された表現ではあるけれど、自発的に「ジュース」と言えることがよくあるね。即時反響言語はこんな感じ。

遅延反響言語というのはまた別のこと。例えば子どもがパニックを起こしている時に、「叩いたらだめって言ったでしょ!」と言ったりする。そういうのが遅延反響言語。

青木　以前に言われたことを記憶していてそのまま繰り返す。

髙橋　そういうふうなことが、知的発達の遅れがある子どもたちの場合はみられたりするね。それはちょっと大きくなってから―小学生くらいになってからが多いと思うけれど。フラッシュバックした時に、先生に怒られた時の先生の言葉をそのままオウム返しをする。

③ 音声言語の表出

青木　音声言語の表出については、どういうことを押さえておくべきですか?

髙橋　言語発達の面からいうと、大事なのは言語理解力。

言語理解というのは言葉の意味が分かっているかどうかということで、それが分かったうえでないと言葉を表出してもコミュニケーションの手段にはならないよね。だから言語理解のレベルを評価することがまず大事なこと。表出力よりも理解力を把握することが大事ということになる。

まずは呼名に反応するか。それから簡単な言語指示の意味理解ができているかどうか。言語指示の意味理解ができると、実はジェスチャーの意味理解もできる。

バイバイができる前に、バイバイの意味理解ができないと使えないよね。おかあさんが「もうバイバイよ」と言うと、出口の方に向かうようになるというのが、バイバイのジェスチャーが使える前の段階にある。それは簡単な言語指示の意味理解ができる頃からちょっと後くらいにある。

その後、一歳前後になると、例えばアンパンマンの絵を指差して、おかあさんに名称を言わせるようになる。目の前に並べてある三つの物の中から指示された物を聞き分けて選び取るとかできるようになる。この場合には言葉しか判断をする手がかりがないわけだよね。言葉と物との一対一の連合が成立している、この段階をもって名称理解ができるようになったと評価するわけだ。これがだいたい一歳くらい。こういう方法で物と言葉の一対一対応ができたかどうかを評価する。

この段階になると少しずつ語彙が増えていく。まずは身近にある物の名前や家族の呼び名などの名詞の理解ができるようになって、次に身体各部が分かるようになり、それから動詞が分かるようになる。

最初の言葉を話し始める時点での理解語彙数についての研究は目にしていないけれど、僕の印象では家の中にある子どもの生活に身近な物の名前がだいたい分かるようになってくると理解語彙は五十くらい。そうすると発語が少しずつ認められるようになるというのが標準発達だと思う。初語は女の子が男の子に比べて一か月早いことも知られている。

表出語彙が七十から百になり語彙が増えてくると確実に二語文が話せるようになる。これは障害のある子でも世界のどの言語でも同じ。

二歳になると、色の名前や大小の理解ができるようになり、表出語彙は二百に増え、お喋りは二語文が主となる。その頃になると「これなあに?」という質問に答えられるようにもなる。

二歳三か月くらいになると、「これだあれ?」という質問に答えられるようになり、二歳三か月から二歳六か月くらいになると、「どっち欲しいの?」という二択質問にも答えられるようになる。

そして二歳六か月くらいになると、「どこ行くの？」という質問に答えられるようになる。こんなふうに変化していく。

青木　理解できるということがまずあって、それができれば、じきにこういうことが言えるようになってくるはずだということですね。

高橋　そうでない子も少しいる。発語失行症（apraxia of speech）を合併した自閉症で、多くの自閉症とは逆で、言語理解は比較的良いのだけれど発語が遅れるのが特徴。

このグループはあまり知られていないけれど、こういうケースを見落とさないようにしなければいけない。発語失行症というのは、発音に必要な発語筋などの運動パターンが学習できなかったり安定しない状態。この発語失行症を伴う自閉症を初めて報告したのは若林愼一郎先生で、一九七〇年代の初め。

そういう子どもたちには、失行という現象が話し言葉だけに限定的に認められるタイプと、歩行などの粗大運動の発達は遅れていないのだけれど、すべての動作が極端に不器用なタイプに分かれる。

ことに全体的に不器用なタイプは見かけがとても重度に見える。スプーンも上手に使えない、ブランコもこげない、オモチャもうまく扱えない。そのため、遊びはフィギュアスケーターみたいにクルクル回転したり、声を出しながら体を前後に揺するなど自己刺激的な感覚運動遊びになる。しかし、発語はなくても、内言語は豊かでよく物事を理解しているし、字が読めるのが特徴。そういう不思議な子がいるんだ。

こういうケースがいるということを知っていて診察をしていくと、三歳くらいになったら、ああ、その傾向がありそうだなと分かるようになるけれど、知識がないと全く分からない。どうしてこれだけ重度の子どもなのにおかあさんは言葉を理解していると言うのか、と否定してしまう。「おかあさん、ちょっとお子さんの見方が甘いんじゃないですか？」とか「そんなことあり得ません」とか言ってしまう。

青木　それじゃ信頼関係が崩れてしまいますよね。

髙橋　実際にそういう子がいる。それをよく知っていないと。

　字が読めていることが気づくきっかけになることが多い。まったくしゃべらないし教えてもいないのに字が読めていることに、おかあさんなどが気づく瞬間がある。そして実際に〈りんご〉という平仮名とりんごの絵との一対一対応ができる。

　まったく話せないけれど、書き言葉の理解はできるということが確認できる。

青木　発語失行症だと、音声言語の理解はできるんですよね。

髙橋　そうなんだ。発音に必要な運動パターンが学習できないというのが子どもの発語失行症。

青木　先生の診療の中で一年に一回くらいは出会いますか？

髙橋　極端な例はまれだね。

　極端な発語失行症というのはとても複雑な文章も読めるし、とても読みにくい字だけれど抽象的な言葉も入れて文章も書けるけれど、大人になってもほとんど話せない。

　発語失行症の特徴は、発語運動のパターンの獲得が極めて困難で、獲得しても定着しにくいということ。例えば、「バイバイ」と言えていたのに、しばらくしたら言えなくなる。発音を獲得してもなかなか定着しない。理解語彙が百も二百もあるのにいつまで経っても発語はないという子もいる。

こんな極端な差がある子もいるし、両方遅れているけれど言語理解の方が優位にあるというくらいの子もいる。そういう子どもたちも含めれば、数年に一人は出会うな。

青木　何が理解できているかという段階をきちんと踏まえることが大事ということに尽きるということですね。

④　三歳児の言語能力

青木　先生は、「男か女か分かりますか？」ということもよくお聞きになりますよね。

髙橋　それは三歳。

男と女の言語理解ができるのが三歳だから、それはよく聞く。言語発達だけではなく知的発達を評価する指標としても役立つので。

質問する項目というのは、親が日常的に確認しやすい内容でなければいけないよね。だからそういう言葉を選んで質問をする。

なぜ三歳くらいまでの言語発達を聞くかというと、三歳くらいまでの語彙がだいたい獲得でき、話ができれば、親の言葉についての心配はなくなりはじめるから。

標準的には三歳の子どもはだいたい九百から千の語彙があって助詞の入った三語文をしゃべり始める。それくらいしゃべれるようになると、親子の言語的なコミュニケーションもかなり活発にできるようになるから、親は一安心する。

おしゃべりができるようになると、今度は小学校が近づいてくるから、文字や数字の話に移ることになる。

⑤ 発音

高橋　言葉のところでもう一つ、発音のことも聞いておかなければいけない。子どもが言葉をしゃべるようになってくると、親の次の心配は発音なんだよね。これにはエコラリアのところで触れた抑揚や音の高低や調子などの韻律―プロソディーの問題は含まない。

発音にも発達があるから、それを踏まえて聞くのだけれど、発音の問題はいくつかある。

一つ目は「省略」で最も未熟な段階。「おかあさん」だったら「オアアアン」と音節の中の子音部分を省略する。

二つ目は「置換」で最もよく認められ、おかあさんや先生たちが一番心配をする。例えば「さかな」だったら「サ」を「タ」に置き換えて「タカナ」と言う。「かさ」だったら「カタ」。

三つ目は「歪み」で正しい発音になる前の段階。「サ」を「シャ」と発音するので、「かさ」を「カシャ」と言ってしまう。

最もよく認められる省略にもいろいろあるけれど、一番よくみられるのは、口の中の近くの部位を使って出す音に置き換えるパターン。例えば「サ」という子音は五、六歳で獲得できる音で、舌先を上の前歯の歯茎の裏側に近づけて隙間からスーと音を出すのだけれど、それが難しい。三歳になれば確実に発音できる舌先を歯茎の裏側に強く押しつけ勢いよく離す「タ」になってしまう。

「サ」と「タ」の区別がついていないのではなくて発音ができない。発音に必要な繊細な歯、歯茎、舌先の協調運動がまだできないということだね。

発音の発達は、最初は母音、それから子音の順。子音の発達は上下の唇を使う「パ」「バ」「マ」から始まって、「タ」「ダ」「ナ」、「ヤ」「ワ」、「カ」「ガ」、「ハ」、そして最後が「ラ」「サ」の順序かな。

そういうことも確認しておく必要がある。子どもと話しをしながら確認してもいいし、おかあさんとしゃべっているのを聞いて評価をしてもいい。それでも確認できなければ、ちょっと子どもに来てもらって、絵を見せて—例えば傘の絵を見せて「これなあに？」と質問をして確認をする。

言語表出、言語理解、発音の発達の関係をみることも大事。例えば言語表出能力が三歳だとすると、その段階ではサ行の発音が正しくできなくても普通で、「かさ」を「カタ」というのは問題ない。

六歳で、ぼくはおとこのこです、という平仮名文をさっと読めるのにサ行音をタ行音に置換する子がいる。そういう場合は、発音と言語の発達に少し乖離があるわけで、この場合は問題にすることになる。

どうしてそれが問題になるかというと、文字を書くときは、基本的には自分が発音している音をそのまま文字に置き換えるわけだから、「かさ」を「カタ」と発音している子どもで、それが間違いだと気づいていない子は、書くときに「かた」と書いてしまう子もいる。

比較的発達がよくて、書き言葉が課題になりそうな子どもの場合は、そこもしっかり確認しておく必要があるわけだ。

青木　発音にも発達の段階があることを踏まえてということですね。いろいろなことがつながっていて面白いですね。

髙橋　おかあさんに一つ一つ説明していくと、納得してもらえるし、安心もしてもらえる。

おかあさんが一番言って欲しい言葉は「ママ」なんだよね。でも「ママ」というのは子音の発達の順番では三番目なんだ。「パパ」が一番発音しやすい。そして「ババ」が次で「ママ」はその後になる。おかあさんとしては寂しいよね。

そんなときは、おかあさんが嫌いなのではなくて、発音が難しいのだと説明するとホッとする。

おかあさんがこんなことで悩んでいる場合にも発音の発達をおさえていると役立つ。

青木　人とのコミュニケーションの力についてはどんなふうに聞きますか？

髙橋　コミュニケーションというのは言葉だけではないんだよね。言葉以外のコミュニケーションも重要。

僕たちは考えや気持ちを伝え合うときには、実にさまざまな手段を使ってコミュニケーションをしている。その一つが言語―話し言葉と書き言葉。

しかし、表情、ジェスチャー、姿勢、服装などもみんなそうだよね。例えば、単純に思える廊下を歩くという行動一つをとってみても、そこに歩く人の意図や感情が表現されていることもある。そうなると立派なコミュニケーションの手段となる。

そういう非言語的なコミュニケーション手段をどれだけ理解していて読み取れるか、状況に合わせて使えるかがコミュニケーション能力の高さということだよね。

だからコミュニケーションというものを幅広く考えなければいけないけれど、その代表的な手段が音声言語と表情なんだろうね。

言葉という手段は思考内容を伝達するのにはとても有効な方法。それに対して、抑揚や音質などパラ言語とともに表情は感情を伝えるのに有効な方法、隠された意図を伝達するのに有効な方法だよね。だから音声言語だけではなく表情についても特に重要視して聞くわけだよ。

(6) 表情

青木　表情についてはどんなふうにお聞きになりますか?

髙橋　まずは視線が合うかどうか。

僕たちが人の目や顔の表情に注目するのは、そこに相手の感情や意思が表れていることを知っていて、それが理解できる―読み取れるからだよね。すなわち、表情でのコミュニケーション力がどの程度身についているのかという視点で聞いている。

赤ん坊でも早い段階から可能だけれど、自閉症の子はそれがとても遅れる。目や顔の表情に表れた感情や意思がなかなか読めるようにならない。

自閉症の子は愛着段階(自閉症の愛着の発達の項と二〇六頁を参照)で混沌段階と道具段階の子どもは、表情の理解ができないので視線を合わせない、というより合わせる必要がない。

快適段階になると、楽しさを共有しているときと何かを要求したくて相手の注意を自分に向けさせたいときにだけ視線を合わせる。依存段階になって視線をしっかり合わせたり、さまざまな表情を理解できるようになる。表情も生き生きとしてくる。

表情の変化も大事。「笑ったり、喜んだり、悲しんだり、怒ったりと表情はいろいろ変わりますか？」などと聞く。視線が合わない段階では、表情に変化が乏しくポーカーフェイス。僕は、この段階では、人への関心が乏しく表情の理解もできないので、表情を模倣して学習することができないために感情や状況に合わせた表情がつくれないのだと解釈している。

もう一つ聞くのは社会的参照（social referencing）で、特に幼児期には重要。例えばおかあさんに叱られたときに、おかあさんの顔色をじっとうかがうかどうか。社会的参照というのは分かりやすくいえば、表情や態度から相手の反応をうかがうということだからね。

顔色がうかがえるためには、子どもなりに相手の表情が読めることが前提となる。感情的なコミュニケーションという観点でいうと、とても重要な行動なので確認することにしている。

青木　表情というのは診察室の中でもすごくよく見えることだと思うのですが、先生が「ちょっとポーカーフェイスかなあ」とおっしゃっていても、私にはよく分からないことが多いのですが。

髙橋　表情というのは、外界及び自分の中で起こったことに対する顔に表れた反応だと思うんだよね。人間には共通の反応—標準的な反応というものがある。

例えば、子どもがかわいい熊のぬいぐるみを見つけたときのことを想像すると、その子の喜びの表情が目に浮かぶよね。

棚の上にあるおもちゃを取ろうとして、大切な物を落としてしまった。そういうときには「怒られるかな?」という怯えた表情になるわけだ。そういったこちらが期待している標準的な表情が表れるかどうかを観察するわけだ。

初めて診察に来て、棚の上の物を落としたときには、普通の子どもだとおかあさんの顔をパッと見てから、おそるおそる僕の方を見る。

低年齢の自閉症の子どもにはそれがない。それは私たちが期待している―私たちが身につけているコミュニケーションのパターン、反応のパターンではないんだよね。そのへんをいつも見ている。

予想した反応がないときに、おかあさんに、「いつもこんな感じですか?」と問いかけることもよくするね。

親の了解を得て、わざと少し大きな音を立ててみることもある。そうしたときには、普通はびっくりした表情をしてこちらを見る。でも無反応で全く表情に変化がない子がいる。そういうときには、おかあさんに、「大きな音を出してみたのですが、びっくりした様子がありませんね。いつもこんな感じですか?」というふうに聞く。

そうすると、おかあさんもその反応のなさに注目するよね。そして、おかあさんもそのことを覚えておいてくれる。「耳は聞こえているのですよね」、「でも不思議ですよね」と言って問診に戻る。

しかし、そのことはおかあさんの中に印象的な出来事として記憶されている。だから問診を終えて診断について説明をするときに、自閉症と診断する根拠の一つとして音に対する子どもの反応のなさを取り上げる。「あの時、普通だったら、初めての所だと緊張しながら遊んでいるから、大きな音がしたら、驚いて音のした方を見たり、少し緊張した表情をして音を出した私の方を見てもいいですよね。でもそれがないのはちょっと不思議ですね。周りで起こっていることに反応しない、関心がない。ああいうのが自閉症の特徴的行動の一つなんです」というふうにね。

青木　おかあさんも何となく考えつつ聞き進んでいるようなところがあるのでしょうか？

髙橋　それは分からない。確認したことがないから。でもそうであってくれれば嬉しいし、少なくともそのことをおかあさんに少し印象づけておきたいということもあって、そんなことをしている。

青木　おかあさんもなるほどそういうところのことを言っているのかというのが分かりやすいですね。

(7) 人との関係

髙橋　そこを聞いた後で、人との関係を聞く。

特に聞くのは、親への分離不安があるかどうか、模倣があるかどうか、親と遊べるかどうか、同輩への関心と関わり方。これらは親にとっても大きな心配事でもある。特に親子の関係は大事なことだから、まずは分離不安から聞いていく。

青木　例えばおかあさんがトイレに行こうとしたら追いかけるとか、泣いてしまうとか、そういうことですね。

言われてみればちょっと少ないかもしれないとか、そういうまいちはっきりしないような情報だった時にはどうしたらいいのでしょうか？

髙橋　はっきりしないときは、少し範囲を広げて聞く。例えば場面を広げる。家の中ではどうか。

外に行ったときはどうか。迷子になるかどうか。
迷子になったときは、迷子になったときの標準的なパターンというものがある。どこで迷子になるのか。迷子になっている間どんな行動をとるのか。再会したときにどんな行動をとるのか。迷子体験の後しばらくどんな行動をとるのか。そういうことが重要で、それらは愛着と関係があるから、そこのところは少し詳しく聞く。

青木　分離不安があるかどうか、模倣をするかどうかについて、自閉症の子どもに特異的なことはありますか？　例えば模倣をあまりしなかったからといって自閉症ということにはならないですよね。

髙橋　模倣を特異性という観点で考えたことはなかったけれど、特異性は高いね。模倣というのは何を聞いているかと言うと、模倣の内容やレベルのことを聞くこともあるけれど、主として人との関係で聞いているわけだよ。

例えば自閉症の子どもで、親など人間の模倣はしないけれど、一時期だけれど犬の行動の真似ばかりしていた子がいるんだよね。犬のように歩くとか、足を上げるとか。

模倣については、だいたい愛着との関係で聞いている。幼児期初期の模倣行動がなぜ起こるかを対人関係の発達という面からみてみると、主な動機は愛着の対象が理想化され見習いたい手本となるからだと思っている。

日々関わる中で親子の間で頼り頼られる関係が生まれ、頼っている相手が理想化され、相手のようになりたいと言動などの模倣が始まるのだと思う。

理想化の前には、相手に対する依存という関係が成立している。そして依存している対象が理想化されて、模倣という行動に至るわけだよ。だからそこのところは安定した愛着関係の成立とセットなんだよね。

青木　近しい人との同質性を認識するとか、その人と自分を比べるとか、そういったことがベースにないと模倣は起こらないのですね。

高橋　比べるというよりも、依存ということが先なんだろうね。

人と人との関係性という面からいうと、人間というのは日々の関わりを通じて、自分と相手に対するセットのイメージが形成されるわけだよね。例えば赤ちゃんがおなかを空かせると、いつもミルクと共ににこにこした顔がやって来る。そうすると最初のおかあさんのイメージはミルクとセットになって、要求を充足してくれる存在とイメージされるようになるよね。

その人が、自分が退屈するといつも遊んで喜ばせてくれると、今度は楽しい、快適な存在というイメージも加わる。

もっと進むと、自分が怖い体験をしたときに、すっとやってきて助けてくれる、転んだときに優しく抱き上げてなぐさめてくれる、こんな体験が重なってくると頼れる存在、安全基地というイメージが出来てくるように思う。それとセットになっているのは無力な自分というイメージ。

こうして頼り頼られる関係、安定した愛着関係が成立する。当然、依存している相手は理想化されるから、その人のようになりたいという願望が生まれ、おかあさんの家事行動などを真似るという行動が起こってくる。こんな人との安定した関係に支えられてさまざまな学習が進んでいくと僕は考えている。そして、こんな関係に支えられて子どもが育っていくように支援したいと考えている。

青木　そもそも依存するという関係が自閉症の子どもだと成立しにくいのですか？　故に愛着も生じにくいし、模倣もあまりしない。

髙橋　それが自閉症の子どもの基本的な問題の一つで、なぜそうなのかについてさまざまな仮説が提案されているけれど正直なところ明らかになっていない。

僕の仮説では、自閉症は言語・非言語を含め全般的なコミュニケーションの困難さが基本的な問題で、その結果として愛着も含めて二次的に対人交流の問題が生じていると考えている。例えて言えば、自閉症の幼児は日本について間もない、日本の言葉や文化が全く分からない外国人の子どものような状態と考えるとイメージしやすいと思うよ。

①　自閉症の愛着の発達

しかし、自閉症の子どもは愛着関係が成立しないわけではないよ。ただ定型発達の子どもとはちがう。自閉症の愛着の発達については研究したことがあり一通りまとめたけれど、発達過程がユニークなのだよ（詳細は二〇六頁を参照）。

簡単に説明すると発達は五段階（混沌―道具―快適―依存―自立）からなる。そのうち特にユニークなのは四段階まで（表を参照）。

第一段階は混沌。最初は、まわりの人が自分に何をしてくれる存在なのか、どのような関係にあるのかイメージがまったく持てない混沌とした世界に生きている段階がある。混沌段階と名付けた。

表　自閉症の愛着の発達段階と行動

愛着段階	概要	分離と再会		クレーン現象	呼名反応	その他
		分離不安	再会反応			
混沌	養育者の役割の認識がはっきりしない段階	なし	なし	なし	なし	感覚遊び 模倣なし
道具	養育者を便利な道具として認識している段階	なし	なし	あり	なし	感覚遊び 模倣なし
快適	養育者を道具に加え楽しい存在として認識している段階	不確実	なし／歓迎	あり	不確実	スキンシップ遊び 散発的模倣
依存	自分の無力さと養育者の有能さを認識し強く頼る段階	確実	安堵	なし	確実	三項的な遊び 模倣の増加
自立	養育者を安全基地として徐々に自立して行動する段階	状況による	状況による	なし	確実	三項的な遊び 模倣の活発化

この段階では人への関心は極めて乏しい。家からも勝手に出ていく。握っているお母さんの手を振り切ってよく迷子になり、なっても平気で再会しても何の反応もない。

この段階の迷子は目的なくうろうろする徘徊型。行き先の検討がつかないので捜索が難しい。迷子は繰り返される。

第二段階は道具。混沌の次に人を便利な道具としてだけ認識する段階がくる。道具段階と名付けた。

この段階の特徴的行動が──牧田清志先生の命名による、クレーン徴候（以後、クレーン現象）と呼ばれているもの。人の手を便利なクレーンのように見做して使う。

例えばドアが開けられないと、おかあさんの手を勝手に掴んでドアのところに引っ張っていき開けさせる。ドアを開けてもらったら、普通はおかあさんの顔を見てお礼の気持ちを伝えてから離れていくよね。しかし、この段階の自閉症の子どもはすっと行ってしまう。

絵本に描かれた絵の名前を知りたいとき、おかあさんの人差し指をつまんで絵の上に持っていき、名前を言わせるのも同様のクレーン現象。

この段階では便利な道具としてしか人を認識していないので、一緒に遊ぼうとしても拒否されるし、叱っても反応はない。当然真似もしない。

この段階もよく迷子になり、混沌段階と同様に再会しても何の反応もない。やはり迷子は繰り返される。

迷子のタイプとしては徘徊型が主だけれど、この段階の後半になると興味のある目標に向かって突っ走るような目標志向型に変わっていく。

第三段階は快適。この段階になると、便利な道具というイメージに加えて、楽しいことをしてくれる存在というイメージが加わる。快適段階と名付けた。

くすぐり遊びなど直接体を触れ合うような関わり遊びをしてあげるとニコニコ喜ぶ。しかし、関係は長続きせず、おかあさんがくすぐりをやめた途端に関係が切れ、ポーカーフェイスに戻って一人で遊び出す。

この段階の子どもも迷子になるので、おかあさんは外出時には子どもの手をしっかりつかんでいなければいけない。迷子になっても平気だけれど、再会を喜ぶ反応（歓迎反応）が認められるようになるのが前の段階とは異なる。しかし迷子になっても懲りないので、再発の心配は続く。

迷子のタイプとしては、目標志向型に限られるので、捜索しやすくなる。

第四段階は依存。この段階になると、日々の関わりを通じて無力な自分と優しくて頼りがいのある相手という相互のイメージが出来て、依存している人の近くにいたがるようになる。依存段階と名付けた。人に頼る―依存というのはとても高度なことで、なかなか難しい。それでも少しずつその段階に近づいていく。

この段階になると、当然ながら依存している相手との分離に抵抗をするようになる。分離不安は慣れた場所、自分の家から始まるのが特徴。おかあさんがトイレに行くと泣くというようなことから始まる。ついで慣れない場所で分離に抵抗をする。

人込みに紛れてお母さんを見失うと泣く、再会するとほっとした表情を見せ、泣いて走り寄ったりしてなぐさめてもらいたがる（安堵反応）。

一度迷子になると、しばらくはおかあさんの側にいたがり、外出するときには自分からおかあさんの手をつなぐようになる。この段階になると迷子の心配はなくなる。

おかあさんの言葉の指示にもよく従い真似もよくするようになるなど、愛着対象との間に安定した頼り頼られる関係が出来上がる。

第五段階は自立。この段階では依存対象を安全基地として距離を調節しながら探索活動を行う。自立段階と名付けた。この段階は定型発達の子どもたちとあまり変わらない。少しさっぱりしているところはあるけれどね。

一般的な子どもの愛着の発達については、英国のボウルビィ（John Bowlby）や米国のエインスワース（Mary Ainsworth）のよく知られた研究がある。定型発達や知的発達の遅れだけの子どもの愛着の発達についてはニ人の考えでいいと思っている。

しかし、自閉症の子どもはこのように全然異なっている。

青木　とても面白いです。自閉症の子どもの愛着の発達についてきちんと研究して論文を書いている人はいるのですか？

髙橋　米国のマンディー（Peter Mundy）とシグマン（Marian Sigman）の研究が知られているけれど、中途半端だね。

特に愛着の発達は、おかあさんもおとうさんも一番期待している子どもの行動だからね。自分との精神的なつながりを象徴する行動が分離不安だったり、再会の場面で走り寄って来ておかあさんを求める、おとうさんを求めるという行動だから。おかあさん、おとうさんの関心も高いから、丁寧に聞く。

愛着の発達からすると、迷子にならないという行動は依存の段階に達しないと起こらないわけだ。

青木　愛着関係ができていないのに動き回れるようになるから迷子になってしまうのですね。

髙橋　迷子にならないというのは、安全・安心の欲求が好奇心、探索欲求よりまさるということだよ。

依存対象と一緒にいることの目的は安全・安心の保証だよね。しかし外には未知の世界が広がっていて、子どもには強い好奇心もある。依存対象と一緒にいることで安全・安心は保たれるけれど、好奇心は満たされない。

親から離れるということは、依存欲求よりも好奇心の方が勝るということだから、依存欲求が全くない子どもが一人で勝手にどこかへ行ってしまうのは当然。それが初期の迷子の原因だと思う。

青木　確かに迷子というのは特徴的な場面だとは思うのですが、そんなに多くの子どもが迷子になっているとも思えないし、何が最も愛着の発達段階を知ることのできるエピソードなのかなと思ったのですが、自閉症の子は結構よく迷子になるということなのですね。

高橋　そうなの。なぜかというと、保護と依存の関係が成立していない、親が自分を守ってくれる存在だというイメージが、関係を繰り返していてもなかなか形成されないからだね。それでよく迷子になる。アメリカでは自閉症の迷子についての面白い論文も出ている。

一般的には、おかあさんが依存の対象だから側から離れることを怖がり、離れると慌てて駆け戻り、慰めてもらいたがる。それが標準的な行動だよね。

ところが依存の段階に達していない自閉症の子どもは、親が依存対象になっていないから分離不安はないし、再会しても親に走り寄り慰めてもらうという行動は生じない。

しかし依存の段階になると、分離不安が芽生える。一度はぐれる体験をすると、分離に対する予期不安が高まるのでしばらくは迷子にならない。

そして、しばらくはとても聞き分けもよくなる。依存心が強まると同時に、反抗すると見捨てられると思うから。言うことを聞かないと、頼っている人に見捨てられると思うから、非常に聞き分けがよくなる。面白いでしょう?

そういう単純な迷子行動の中にも、愛着関係が深く関わっている。子どもの気持ちが分かって楽しいよね。

青木　迷子以外にも依存や愛着が典型的に出るエピソードはありますか？　これは聞いておくべきということは？

高橋　おかあさんに怒られたときの反応だね。怒られるというのは関係が壊れるということだよね。自分が依存している対象から拒否される心配が生まれる。その時に子どもがどんな行動をとるのか。

混沌の段階の子どもの行動は無反応。道具や快適の段階の子どもは、おかあさんに怒られると怒るか反抗する。依存の段階になって初めてしゅんとするとか悲しそうに泣くといった反応をみせる。そして少ししてからおかあさんに笑いかけたり、座っているおかあさんの膝の間におずおずと入って黙って座るなど自分から和解行動—仲直りを求める行動をするようになる。

だからおかあさんが怒ったときの反応も確認する。「そういうときにはケンちゃんはどういうふうに反応しますか？」と聞くと、「知らん顔です」とか、いろいろ答えてくれる。

幼児期の愛着関係を評価する分かりやすい行動指標は、クレーン現象がなければ混沌段階、クレーン現象がみられたら道具段階、くすぐってあげて喜ぶようになったら快適段階、自分から手をつなぎに来るようになったら依存段階。

② 遊びと対人関係

初期の遊びにおける対人関係にも発達がある。三段階あって、初めに一人遊びの段階がある。次の段階は二項関係—人と人とが直接スキンシップをして遊ぶ段階。最後に三項関係—物を媒介にして遊ぶ段階に至る。

物を介して一緒に遊ぶというのはかなり高度。まず遊び道具を適切に扱えなければいけない。その上に少しはやりとりのルールの理解ができ相手と協調できるとか、そういうことができないと難しい。

混沌の段階は自分に対する他者の役割イメージがまったくもてない状態で、もっぱら感覚運動的な一人遊びに終始している。

道具や快適の段階では、まだせいぜい第二段階のレベル、第三段階に達するのは依存の段階になってから。

全部つながっているでしょう？　どの辺のレベルの対人遊びができるかということも、親と子の関係で聞くわけだよ。

青木　やはりそれは自閉症の子なら自閉症の子の発達として、すべてがつながっていて、どこかがこの段階だということであれば、他のところもだいたい揃った、一貫した所見があるものだということなのですね。

髙橋　そう。だから各発達領域をきちんとそれぞれの発達の軸で段階づけると同時に、関連した発達領域との相関関係を絶えず考えながら、子どもの全体像を把握する。そういうことが子どもが分かるということだと思う。

青木　それが分かっていると、○歳の時のことを聞いても、○歳の時はこういう感じで今はこういう感じというふうにつながって、

髙橋　そう。矛盾なくつながる。そしてその先どういうふうに成長していくかが見えてくる。

青木　そして大人になったらこんな感じになると、魔法のように見えてくるわけですね。

髙橋　だから絶えず全体をみるということ。

③ 同輩関係の発達

髙橋　大人との関係を聞いた後では、子どもとの関わりについて聞く。遊びにおける子どもとの関わりの発達についても段階がある。

第一段階は一人遊びで、この段階では傍の砂場で子どもたちが遊んでいても関心がない。第二段階は傍観遊びで、砂場で遊んでいるのを興味深く見て一緒に楽しんでいる気分になっている。第三段階は並行遊びで、砂場に入り同じ遊びをするけれど、他の子どもと交流はない。第四段階は連合遊びで関わりが始まる。しかし、「一緒にお店屋さんしよう」と提案するけれど、それぞれは勝手に役割を演じて協力・協調することはない。

第五段階は協同遊びで、いわゆる「お店屋さんごっこ」などのごっこ遊びの段階。この段階になり、テーマを共有し役割を分担して遊ぶ。第六段階がルール遊びで、ハンカチ落とし、鬼ごっこなどのルールがある遊びをみんなで楽しむ。

自閉症のある子どもでは同輩関係の発達もユニークで特徴がある。同輩関係が始まるのは愛着の段階では快適段階からになる。それまでは、子どもが近づくと拒否をしたり逃げて行く。物を取られても取り返すことはない。しかし、快適段階になると、そばに来ても拒否しなくなり、物を取られそうになると持って逃げたり、取られまいと抱え込んだり、怒って抵抗するようになる。そして、特定の子どもとなら「追いかけっこ」をして遊べるようになる。しかし、この遊びは追いかける方が遊びをコントロールしているので、もっぱら逃げる役割しかできない。このようにして、少しずつ同輩関係が広がっていく。

自閉症を含めて障害のある子は、人に合わせることが難しいこともあり、関われる対象に順序がある。自分に合わせてくれる相手から交流が始まり、次いで自分がリードできる相手に広がり、最後に合わせなければいけない同年齢の子と関われるようになる。

具体的には、年上のやさしい女の子から交流が始まり、次いで赤ん坊など年の離れた低年齢児、最後がやさしい同年齢の女の子という順序が多い。そして、その女の子の関わり方を周りの子たちが観察していて、あんなふうに関われば嫌がらないのか、喜ぶのかと、その子の行動を模倣し、交流の輪が広がっていくという展開が多い。この順序で同輩関係をサポートしていくと子どもにとって無理がないと思う。

ちなみに自閉症の子どもが保育園や幼稚園で仲良しができたり、競争心がめばえ始めるのは早くても五歳前後からが普通。

⑻ 遊びの発達

問診の順序でいうと、その次に聞くのは遊びのこと。子どもの仕事は遊びだから、遊びというのは子どもの日常生活の中で重要な要素。

遊びも特性が表れやすい領域だから、どんな遊びが好きなのかとか、どんなふうに遊具を扱うのかとか、いろいろ聞く。

例えば自閉症の子どもだったら、自分の感覚を刺激して楽しむ感覚運動遊びが結構長く続く。一人でくるくる独楽のようにまわったり、やたらつま先歩きをしたり。ベビーカーをひっくり返してタイヤをまわしたりする。これらはみんな感覚を刺激する遊び。

それから遊びで聞くのは、対象だね。物を対象にしているのか、人を対象にしているのか。

定型発達の子どもの遊びの特徴は、対象という観点からみると多様であること。物とでも、人とでも遊ぶ。物を介して人と遊ぶこともする。多様な対象に対して興味をもち関わることが、子どもの遊びの特徴。

もう一つの特徴は、遊びの対象が次々と移っていくこと。子どもは好奇心が旺盛だから興味をもつと熱中し、しばらくすると飽きてその遊びを卒業し、別の対象に移っていく。この二つが子どもの遊びの特徴。

ところが自閉症の子どもの遊びの対象はもっぱら物、これが特異的。しかも遊びもあまり変わらない。

変わらないということは発達的にどういう意味があるかというと、学ぶのにとても時間がかかるということ。

人というのは卒業するもの。子どもがおもちゃで遊ぶときには、いろいろな遊び方を試したり、絶えずあちこちを触ったりして対象を認識しようとしているわけだよね。そして、子どもなりにそのおもちゃのことが分かり、その子なりに遊びつくすと飽きて卒業となる。

僕たちもそうだよね。ラーメンの食べ歩きをして、ラーメンはここまでかと思うとラーメンを卒業していくわけだ。実は大人も子どもたちと同じことをやっている。

一般的には、一つの対象からの卒業が早いということは発達がいいということ。しかし自閉症の子どもはなかなか変わらない。遊び尽くすのに学習を終えるのに時間がかかる。

卒業しないわけではない。分からないわけではない。でも時間がかかる。

青木　教科書的には、興味や関心が限局しているとか行動が常同的だとか、そんなふうに要約されていると思うのですが、その要約の仕方はちょっと適切ではないということですか？

髙橋　不十分だね。

横断的にみれば、定型発達とは異なった行動なので別の名前をつけて症状化する。そして、それらを手掛かりにして診断をする。診断をする立場ではそれでよいかもしれないけれど、そこでとどまっていては支援にならない。

支援する立場からは、それを縦断的にみることが重要。縦断的にみれば、説明したように、それはユニークな発達の一過程でその行動の意味はよく理解でき共感もできる。

こだわり行動に含めている興味限局といわれる行動も経過を追っていくと、時間はかかるけれどいずれは卒業をしていくことが分かる。

青木　例えば知的に遅れのない自閉症の子も一つのおもちゃを遊び尽くすのには時間がかかるのですか？

髙橋　そういう子が多いね。

青木　やはりそれは、柔軟性がない、一つのことを繰り返しやすいという性質も含まれての特性なのですね。

髙橋　そう思っている。だから遊びにもそういう特性が表れるわけだ。

もう一つ、遊びを認知発達の面からおさえることも大事。初期の物を対象とした遊びにも段階がある。

普通は、感覚運動遊びの段階から始まり、用途に沿った物の扱いができる機能遊びの段階に移る。例えば鉛筆だったらなぐり書きをするとか、本だったらめくるとか。そして、その次に物を別の何かに見立てて遊ぶ表象遊びの段階に至る。

そこのところは自閉症の子も一緒―時間はかかるけれど。これも把握しておく必要がある。

おかあさんに、「絵本を見ますか?」と聞いて、おかあさんが「見ます」と答えたときに僕がよく聞くのは、「本を見るって、どんなふうに見ていますか?」。

おかあさんが「めくります」と言ったら、「どういうふうにめくりますか?」、「視線はとまりますか?」と聞く。

おかあさんの返事が「いいえ、とまりません」であれば、その子の発達は機能遊びの段階ということになる。

ひたすらめくるのは機能遊びの段階で、描かれた絵には関心がないことを意味している。それに対して、視線がとまるということは、描かれた絵が何だか分かっていてそれに注目しているということ。だからそれは一つ上の表象遊びの段階にあることを示している行動ということになる。

⑼ 描画・書字

絵のことも聞かなければいけない。描画には子どもの知的な発達や関心が影響するし、文字学習にも影響する。

文字というのは線からできているから、基本線や基本図形が描けなければ字は書けないね。だから幼児期の後半になると、描画の力がどの程度かが重要になってくる。

青木　何歳くらいだったらちょっと絵を描いてもらいますか?

髙橋　問いかけるときには、おかあさんやおとうさんを不安にさせないとか、落胆させないということも大事だよ。だからどれくらいの発達の段階までは聞かないかということも大事なこと。

青木　できそうにないことであれば聞かない。

髙橋　落胆させるからね。

例えば数字や平仮名など字が読めるという段階の子どもには必ず聞く。読めるのだったら書けるかもしれないと考えるのは自然で、おかあさんも納得してくれやすい。

もう一つは、二語文くらいはしゃべれて、三歳くらいの発達段階の子どもであれば聞いた方がいい。

青木　最初からちょっとあたりをつけながら。はずれたことは聞かないということですね。

髙橋　そういうこと。

描画にも発達があるから、その段階を踏まえて聞いていく。

⑽ 癇癪・多動、感覚過敏・鈍麻、こだわり行動、不思議な行動

そして困っている行動、感覚の過敏さや鈍さ、ユニークな不思議な行動を最後に聞く。

① 癇癪・多動

親が困る行動の代表は癇癪と多動。困る行動で大事なのは、行動の内容を正確に把握することと事の一部始終を確認すること。

例えば癇癪を例に出すと、まずどういう癇癪なのか、そして顚末を聞かなければいけない。

おかあさんが、「よく怒るんです」と言ったら、「怒ってどうするんですか?」と聞く。そうすると、「怒って床にひっくり返るんです」、「壁に激突するんです」、「怒ると必ず玄関引き戸の一番下右隅のガラスを一枚だけ割るんです」などと癇癪時の行動が明らかになる。

特に困っている行動については、「何を、どこで、いつ、どのように」するのか、終わったあとはどうなるのかなど全体をきちんと把握することが、その問題の大変さの理解と解決に向けてどんなことをしたらいいのかを考える手がかりになる。

もう一つ、問題になる行動で特に大事なのは経過を把握すること。いつから始まって、現状は始まったころと比べると、悪化してきているのか、変わらないのか、軽快してきているのかも見通しをつけるには必要な情報。

そうすると何となく全体が見えてきて、家族がそのことに対してどんなふうに関わっているのか、どれくらい疲弊しているのか、そんなこともよく分かってくるよね。

②感覚過敏・鈍麻

自閉症の感覚の問題として特異的なのは感覚の過敏さと鈍さ。過敏さは音、触覚、においで認められることが多い。

音に関しては、赤ん坊の泣き声、幼児の甲高い声、突然の大きな音、モーター音、それからざわざわした人の話し声も苦手だね。感覚過敏は障害の程度や年齢にかかわりなくあるので注意が必要だね。

音への過敏さは幼児期にひどくて、学童期になると軽くなっていき、そのまま落ち着く子が多いけれど、幼児期にはなかったのに思春期に入りみられるようになる子もいるので年齢が上がっても確認する必要がある。手で耳をふさぐ様子があったり、イヤーマフをしている子は聴覚過敏があるとみて間違いない。

感覚については過敏なだけではなくて、反対に痛みや寒さには結構強い子もいる。例えば足を骨折しても走っていたとか。

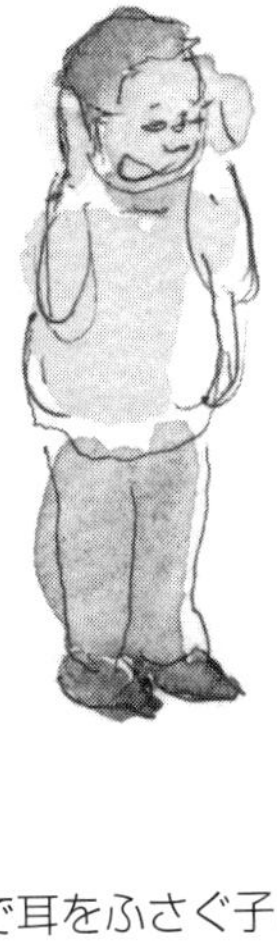

手で耳をふさぐ子ども

③　こだわり

こだわり行動については、日常生活や興味の両方について聞く。生活面では服や靴下、食べ物、外出時の道順など実にさまざまだね。

おかあさんが口紅の色を変えるとパニックになった子もいたね。自閉症の子は類推、範疇化、概念化をすることが得意ではないので、口紅の色が変わるとおかあさんのイメージが変わって不安になったのだと思う。生活パターンの変化を嫌う傾向の背景にはこんな特性がある。

しかし、こだわる理由は深刻なものばかりではないよ。例えば、家族の帰宅順を自分で決めて、いつもの順番より早く帰宅すると、順番になるまで家に入れないとか、家に入るときは自分が一番でないと怒るなんて面白いものもある。

青木　その子のマイルールですね。

髙橋　これは、よくよく観察してみると遊びなの。夜、家の電灯を全部自分でつけて回らないと怒る子もいる。これも遊びのことが多い。

青木　電気をつけて回るのがその子の遊びで、それを邪魔されると怒る。

髙橋　カーテンもそうだね。カーテンをいつも自分で閉めないと怒るとか。遊びなので、やめさせようとしないで、反対に毎日積極的に「カーテンを閉めなさい」と指示して、本人がうんざりするくらいさせると、仕舞いにはさすがに飽きてきて嫌がるようになり終わることもよくある。こだわりはそれなりの理由が分かることも多いので、よく観察しておく必要があるね。

でも、冬でも窓を開けていないといけないというこだわりのある子もいたりする。家族は寒くて大変。家族にとって困るこだわりは、家族と快適に仲良く暮らすことが難しい行動。そういうこだわりがないかも聞かなければいけない。

確認するときには、こだわりという言葉は抽象的で分かりにくい言葉だから、「例えば」と、分かりやすい例を示す必要がある。抽象的な言葉を使わなければいけない場合には、必ず具体例を示して、その言葉の意味する内容を親に正確に理解してもらえるようにすることもとても大事なことだね。

④ 不思議な行動

自閉症には、他の子どもにはみられない特異的な愛着行動があるのでそれも確認する。よく聞くのは、「おかあさんの耳朶を触ることがありますか?」、「髪の毛の匂いを嗅ぐことがありますか?」、「自分のあごをおかあさんの肩に押しつけることがありますか?」「おかあさんの肘をなでることがありますか?」。なかには、おかあさんのシャツをめくって、おなかをなでる子もいる。鼻が触れるほど近づいておかあさんの目をじっと見つめたり、鼻筋をなでる子もいる。お父さんの足の裏をなでる子もいたね。これらはみんな自閉症の子のユニークな愛着行動なの。

おかあさんの耳朶を触ることは他の子でも寝る前にみられることは時々あるけれど、その他はまずないね。

青木　それは愛着の段階までたどり着いているということですよね。

髙橋　それもおかあさんに伝えたいわけ。ある身体部位に限定した子どもの側からのパターン化されたスキンシップ行動というのは道具から快適の段階の子どもに特有なの。道具の段階で散発的に出始めて、快適の段階で活発化する。
　依存の段階までいくと、そんな行動ではなくむしろ言葉や表情でコミュニケーションするようになって、一方的な愛着行動が減る。
青木　対象はおかあさんとかおとうさんとか、近しい人に限られているのですか？
髙橋　近しい人でも、道具または快適な対象となる大人にしかしない。
　多くはおかあさんを対象にする。おとうさんは少ない。きょうだいにはない。ときには、おかあさんに加えておばあちゃんや通園施設の女の先生が対象になることもある。愛着の順位が高い人が対象になる。
　おかあさんからするととても変わった行動だし、自閉症の子どもは男の子が多いから、性的な意味合いのある行動だと思う人もいる。そうではなくて、子どもからすると精一杯の愛着行動だということを伝えると、おかあさんはとても喜ぶし安心してくれる。
　そういう意味でも、このことは必ず聞く必要がある。
青木　スキンシップのパターンは何でもいいんですね。
髙橋　おかあさんもあまり無遠慮な行動は嫌だろうけれど。
青木　そういう行動を子どもが機嫌よくやっているということが大事なんですよね。
髙橋　ニコニコしながらやっていることもあるけれど、この段階の子どもはポーカーフェイスのことが多いから。
　いきなりおかあさんの耳朶を一方的に触り始めたら、親からするとちょっとね。場合によっては痛いしね。

こんな順序で問診をして現状が分かったら、だいたいその子の診断もつくし、発達も分かるし、子どもと親との関係もみえてくるね。そうしたら今度はそれをふまえて経過を確認するということになる。

成育歴を聞く

(1) 周産期

成育歴を聞くときには必ず母子手帳を見せてもらい確認しながら聞く。母子手帳にはおかあさんのさまざまなコメントも書き込まれているのでとても参考になる。

特に第一子の場合には、おかあさんは母子手帳に子どもへの思いを妊娠中からいろいろ書いている。それを読むと母子の関係を知るのにとても参考になるね。

成育歴は妊娠中の経過から順序立てて聞くことになる。「妊娠中はどうでしたか?」とか。妊娠中の経過を聞くのは、主として障害の原因に関係する要因がないかを知るため。

例えば自閉症という診断を伝えたときに、「どうしてなったのでしょうか?」と聞かれることがある。そのときには、自閉症の原因について分かっている範囲で答えるのだけれど、個々のケースによって関連するリスクファクターは異なるから、妊娠中のリスクファクターの有無を確認しておく必要がある。

例えば切迫流産や新生児仮死があったりすると少しだけれどリスクが高まるというようなことが分かっているので、そんなことを一つ一つ聞いていく。

おかあさんの方から「切迫流産と関係しているのでしょうか？」などと質問されることもあるよね。聞かれたときには、そのことについて説明ができるからね。

診察を始めて大分時間も過ぎ、かなり突っ込んだ話をしてきているので、少しずつ深刻な話もでてくる。

例えば妊娠中にとても苦労したというような話もでてくる。それが原因になったのか、と質問されることもある。またどのような経過でその子が産まれたのかが分かることもある。子どもはまだ欲しくなかったのに、というような話をするおかあさんもいる。そういうことも含めて聞いていく。

(2) 乳児期

その後で今度は、乳児期のことを聞く。

青木　乳児期については一覧表を使ってお聞きになっていますよね。あれは髙橋先生のオリジナルのチェックリストなのですか？

髙橋　そう、自閉症の乳児期徴候については以前にかなり研究した時期があって。乳児期については、一般的な発達経過などとは別に、そのときにつくったチェックリストを使って乳児期徴候の有無も確認するようにしている。
それはなぜ大事かというと、自閉症の乳児期研究という面でも重要なのだけれど、臨床の面でもその子どもの特異的行動がいつから認められるかということはとても大事なことなの。

特に、乳児期には変わったところはなかったのに、一歳から二歳にかけて気がついたら少ししゃべっていた言葉を言わなくなり、視線も合わなくなっていたというような経過を示す子どもたちがいる。日本では折れ線現象という名前で専門家の間ではよく知られている発達の退行現象で、このタイプの自閉症を折れ線型自閉症と呼んできた。

その後この現象が外国でも知られるようになり最近では後退型（setback type）とか退行型（regressive type）などとも呼ばれるようになった。ちなみに、折れ線型自閉症の命名者は僕の先生の石井高明先生です。

このような発達的退行がみられると、当然おとうさんやおかあさんはその時期に自閉症が始まったと考えることになる。でもよくよく聞いてみると、ほとんどは乳児期から自閉症の特異的行動が認められる。そうすると、その子の自閉症は乳児期から始まっていたということが比較的説得力をもって説明できる。

赤ん坊の時は普通だったのに、一歳過ぎから自分が仕事で忙しく関わる時間が持てなくなった。その頃から目が合わなくなり、一人遊びばかりするようになっていった、というようなことを言うおかあさんもいる。でもよく聞いてみると、赤ちゃんの時からいろいろな特徴があるんだ。

そういうことが確認できると、「でも、さっき赤ちゃんの時のことを聞きましたが、真似をしないとか名前を呼んでも振り向かないとか、おかあさんが離れても平気とか、自閉症によくみられる行動が赤ちゃんの時からあったようです。おかあさんが気づいたのは一歳になってからかもしれませんが、赤ちゃんの時から自閉症だったと思います」などと、おかあさんが関わってやれなかったことが原因ではなく、生まれつきのものなのだということが説得力をもって話せる。

そういうこともとても大事なこと。おかあさんやおとうさんの罪悪感を軽減するという点でも、乳児期徴候をきちんと把握しておくことは大事。

青木　「もしかしてこれが悪かったのかもしれない」というようなことや、折れ線型のような特徴がない場合にも、乳児期の特異的行動を正確に聞いておく意義のあるケースはあるのですか？

髙橋　だいぶ減ってはきたけれど、親の育て方が原因だという考え方はいまだに根強くあるから、それを否定する根拠にもなる。

待ち望んでいた子どもでかわいがって育ててきたおとうさんやおかあさんの子でも赤ん坊の時から特異的な行動が認められていたということが分かれば、自閉症の原因が親の愛情の有無や養育方法とは関係がないことが分かってもらえるでしょう？　その根拠としても使う。

乳児期徴候は早期の発見と診断という点からも重要。自閉症は生後六か月を過ぎると前言語的コミュニケーションと対人関係において特異的行動が認められるようになることが明らかになってきている。これに対して、こだわり行動は一歳を過ぎてから徐々に目立つようになる。

具体的な特異的乳児期徴候としては、名前を呼んでも反応しない、視線が合わない、笑わない、真似をしないなど。だいたい生後八か月くらいになったらハイリスクであることが分かって、一歳過ぎになると診断がつく。そういう点でもとても重要。これは国際的にだいたい一致した所見。

オーストラリアのビクトリア州にあるラトローブ大学にバーバロ（Josephine Barbaro）という

若い研究者がいて、彼女が州全域を対象に乳児期からサポートをする仕組みをつくっている。これが最も成功しているシステムかな。意見交換をしに訪ねたことがある。

青木　現在症と乳児期徴候を組み合わせるからこそ見えることもあるのですか？　組み合わせることによって予後予測がしやすくなるとか？

髙橋　乳児期徴候から長期発達予後を予測するという研究はしていない。国際的にもない。乳児期徴候を使って一歳前後でハイリスク児を抽出し、三歳、四歳くらいまでフォローして最終診断を行ない、乳児期徴候の信頼性と有効性を調べた研究はあるけれど、乳児期徴候の前方視的研究が本格化して十年余りだから乳児期徴候の各徴候や陽性項目数と発達や社会的予後を関連づけた研究はまだない。今後の重要な研究テーマかもしれないね。

(3)　幼児期

髙橋　一歳くらいから聞く。子育ての難しさや子どもの問題が顕在化するのは一歳を過ぎてからだから、そこのところを今度はあらためて聞くんだ。発達歴とあわせて支援の経過も聞く。

発達歴では始歩や言葉の発達、対人行動、特徴的・特異的な行動が認められた時期などを聞く。一歳六か月児健診と三歳児健診時の状態については母子手帳の記録と照らし合わせながら聞いていく。

保育園や幼稚園などに通っていればそこでの指摘、その時期の状態、受けたアドバイスも確認する。どこかの医療機関をすでに受診していれば当然その診断や検査の内容も確認する。

家族歴を聞く――祖父母のことも含めて

成育歴を聞き終わると家系図を見ながら家族歴と家族構成を聞く。家族については両親の祖父母まで聞くことが大事。

青木　ポイントは遺伝性の疾患があるような家系ではないかどうかということですか？

髙橋　それは情報としては一つだね。

どういう家族構成になっているのか、そしてどういう家族関係になっているかということも合わせて知りたいわけだよ。

青木　診察に来ていない家族も含めてですね。

髙橋　遺伝負因があるかということも一つあるけれど。それはいろいろな意味をもってくる。例えばおとうさんの弟が自閉症だった。そして自分の子どもが自閉症だということになると、おとうさんは弟と同一視するかもしれない。親のきょうだいに障害がある場合は、その人がどういう状態かということもよく確認する必要がある。そして、自分の子どもをよく理解して関われるように、弟との違いを伝える必要もある。

またそういうきょうだいがいれば、おとうさん方のおじいちゃんやおばあちゃんの自閉症についての見方や育児方針についても知りたくなる。

青木　子育てについてもいろいろ言ってくる可能性もありますよね。

髙橋　そうだね。また社会的な支援がなく偏見も強かった時代に孤立無縁で必死に切り抜けてきたおじいちゃんやおばあちゃんも沢山いる。

自分たちの過去と重ね合わせて息子や嫁に対してかわいそうだという気持ちになるかもしれない。そういうことも心にとめながらおじいちゃんやおばあちゃんに接しないといけない。

青木　おじいちゃんやおばあちゃんが外来に来られることも結構多いですものね。

髙橋　そうそう。

　おじいちゃんとおばあちゃんのことは必ず聞く。祖父母はとても重要な役割をするからね。だからおじいちゃんとおばあちゃんの健康状態、年齢、職業。例えば母方のおばあちゃんが保育士さんだったという人も結構いるんだよ。保育園で障害のある子を担当していたということもある。そうすると、とても心強いよね。どんなふうな支援のネットワークが親族のなかにできそうかもみえてくる。

　この段階では聞かず、もうちょっと後で聞くのだけれど、親と祖父母との関係も必ず聞く。同居しているか、別居していても近くに住んでいるか遠くかも含めて。多くは最大の支えは祖父母、ことに母方の祖母だからね。僕はおじいちゃんとおばあちゃんのことを「隠れたキーパーソン」と呼んでいる。

青木　疎遠ということもありますよね。

髙橋　そうすると子育てが難しいことになる。おかあさんの心身の調子が良くない場合などは、おとうさんの負担も重くなるし、他のきょうだいに対する影響とかいろいろ出てくるよね。社会的な支援も考えなければいけなくなるし。

住環境を聞く

もう一つ僕が必ず聞くようにしているのは住まいと、どういう地域に住んでいるのか、賑やかな所か農村のような静かな所か。

最低でも聞くのは家が何階建てで、何階に住んでいるのかということ。例えばマンションの九階に住んでいて、ベランダから身を乗り出して転落しそうになった子ども、ベランダからテレビを落とした子どももいたりするので。五階からベランダの樋を伝って降りようとして転落した子もいた。二階以上に住んでいる場合にはそういう危険性との関連で聞く。

もう一つ、家の中で走り回る子がいる場合には、家の部屋数や間取りに加えて下の階に住んでいる住人についても聞く。「下に住んでいるのはお年寄りですか?」とか。階下の住人から苦情がくると子育てに影響するからね。

僕たちの支援の目的は、暮らしの中で安心して子育てができるようにさまざまな工夫をすることだから、暮らしている環境も分からないといけない。そうするとやはりどこに住んでいて、上下階の住人がどういう人で、どういうご近所なのかということも大事な情報になる。

また、ＡＤＨＤでピュッと飛び出す子どもだったら、家の前が車の往来の激しい道路だと危ないよね。だから周辺の環境についても聞くようにしている。

家族のことを少し詳しく聞く

これくらい話をしているとお互いに大分打ち解けてくるし、子どもの診断名、発達、成育経過、親族の様子も分かってくる。その段階でもう一度改めて家族のことを少し詳しく聞く。

① 親の職業

両親の仕事から始める。職業が医療、福祉、保育、教育など障害に関係していることも多い。その場合には、障害の説明やアドバイスの仕方・内容にも影響する。

勤務日数や時間も大事。働いているおかあさんも多いし、その中での子育ては大変。また、おとうさんが一週間交代で夜勤と日勤を繰り返していたりすると、パニックを起こす子どもだったらおかあさんは大変だよね。おとうさんが夜勤明けで昼間寝ているのに、子どもが走り回って、おとうさんから怒られる。おとうさんに子育ての手助けもしてもらいにくい。

青木　おとうさんの勤務時間を知ることで、生活がさらに具体的にイメージできるのですね。

髙橋　その子とおとうさんとの関係も重要。おとうさんの子どもに対する気持ちも、「おとうさんはこの子のことを好きですか？」と、当たり前のことかもしれないけれど、必ず聞く。

親の子どもに対する思いをこの段階で確認する。おかあさんがおとうさんの子どもに対する気持ちを知らないことがある。夫婦でも子どもへの思いを言葉に出して話すことがないということもあるから。

そういうことも第三者から聞いてあげると、結構話しやすいんだよね。普段言葉に出して聞けなかったことが聞けて、お互いに安心することもある。

例えば、おとうさんが、「妻も頑張ってくれているので、なんとか応援しないといけないと思って、今日は来たんです」と言うことがある。そうするとおかあさんは、「そんなことを思っていたの？」と喜んだりね。

そうすると同じ思いで子育てをスタートしてもらえるでしょう？

青木　時には、「どう頑張っても、どうしてもこの子のことがかわいいと思えない」とか、そういうことをおっしゃる親御さんもいらっしゃいますよね。

高橋　それはそれでいいんだよ。「そういうこともありますよね。またゆっくり話しましょう」と、否定しない。とにかくありのままを受けとめるということが大事。

一番よくないのは、「そんなことでどうしますか」。

②　親の性格

次に性格を聞く。

青木　性格を聞くときのポイントはありますか？

高橋　子どもの相談に来て、自分の性格を聞かれることを不快に感じる人も時々いる。そんなときには、「子育てには親子の相性が影響します。例えば、几帳面なお父さんと大雑把な子どもではお互いに大変ですよね」などと、聞く理由をきちんと説明をする。性格を改めて聞かれてすぐに出てこない人もいる。そんな場合には、「几帳面ですかおおらかですか？」などと二択で聞くけれど、否定的な言葉を使わないことが大事。

おかあさんに性格を聞くと、「普通です」と答える人もいる。「良いところなんかないです」という答えも結構ある。そういうときは、「誰でも良いところはあると思うのです。考えてみて、良いところを二つくらい言ってくれませんか」と返す。

青木　それも精神療法的ですよね。

高橋　両親で来ているときは、お互いの良いところを言ってもらうことも大切。そうするとお互いの理解に少し役立つ。

③ 親の教育歴

あとは教育歴、これも必ず聞かないといけない。これもお互いの関係が少し深まってきた問診の終わりに聞くことが大事。

ずいぶん立ち入ったことを聞くことになるから、性格のところと同じで質問の意図を説明したうえで聞くことが大事だと思っている。

教育歴を聞くときは、「子どもに関係する教育を受けていたり、学校の部活などで子どもと関わった経験があると子育てに役立ちますし、私も子どもさんのことについての説明や今後の相談をするときの参考になるものですから」などと意図を説明する。

とりあえずはどのくらいの教育歴で、どういう勉強をしたのかを聞く。学校名は聞かない。

例えば「教育学部を出て、小学校の教師をしていました」ということになったら、「障害のある子を教えたことがありますか?」と聞く。

④ 子どもとの関わりの経験―子どもが好きかどうか

初めての子どもの場合は、子どもに関わった経験があるかどうかというのも結構大事なこと。それから子どもが好きだったかどうかも、終わりの方に少し聞く。

好きではなかったという人もいるけれど、それも否定しない。「でも、好きではなかったけれども、この子ができて、いやでなくなりました」という人もいたりする。

⑤ 親の健康状態

最後は健康状態。おとうさんとおかあさんの健康状態を聞く。これも安定した家庭生活と子育てにはとても重要だから。病気があれば病状や入院歴なども聞き、子育てや家族の生活にどのような影響が出そうかも考える。

⑥ きょうだい

きょうだいがいれば、きょうだいのことも必ず聞く。

きょうだいのことを聞くときに大事なことがある。とくに姉や兄が来ているときは、まずその子たちの良いところを言ってもらう。きょうだいは必ず聞き耳を立てている。その時に良いことを言ってもらえると、ここはいい所だなあという気持ちになる。そして良い印象をもってもらう。きょうだいとの信頼関係をつくるための一つの方法だね。

同時に、少し関わりが難しそうな子どもの場合には、きょうだいとの関係も聞く。おにいちゃんが来ているときには、おにいちゃんにも聞く。「おにいちゃん、ケンちゃんのことで何かうれしいことはない？」と、まずは良いとから聞く。

その次に、「でもちょっと困ることもあるかもしれないね。困ることはない？」とおにいちゃんの心配事も丁寧に取り扱う。とくに就学前などはそうだよね。

例えば、おにいちゃんが小学三年生で、ケンちゃんが就学を迎える。その相談も兼ねて診察に来た、なんていうこともある。

そのときには、おにいちゃんからすると、「学校はボクが連れて行くのかな?」とか、「ケンちゃんはみんなと同じように勉強ができるかな?」とか、「どうしよう?」がいろいろあることもある。そうしたらおにいちゃんの相談にものる。そうするとおにいちゃんもここに来ると自分の不安も解消されることが分かって、診察に同行することが自分の助けにもなることに気づく。

もう一つは、親がそれを聞いて、おにいちゃんはおにいちゃんなりに考えていたんだと気づく。そうするとおにいちゃんのことも踏まえていろいろなことを考えなければならないなと分かってもらえるよね。家族みんなで障害のある子どものことをともに考え、悩み、喜び、前に進むことができるよね。

下の子どもの場合は下の子どもの発達を少しだけ聞いておくことが大事だね。「おかあさん、さっちゃんは今何か月ですか?」。おかあさんが月齢を答えてくれたら、「発達はどうですか?」と聞く。「今のところは心配がないです」と言われたら、こちらは心配をしていても、「そうなんですね」と、親が気づき相談をしてくれるまで見守る。妹は診察の対象ではないからね。

⑦ 祖父母

おじいちゃんとおばあちゃんが一緒にいたら、おじいちゃんとおばあちゃんの健康状態も聞く。おじいちゃんとおばあちゃんと障害のある孫との関係も聞く。

最後に身体の診察をする

そして、親子とも診察室と私や職員に慣れてから、最後に体の診察をする。診察は僕が子どもの遊んでいるところに行ってする。それでもこわがるようなら、おかあさんに縦に抱いてもらい診察をする。このときには僕と対面しなくていいように、子どもの顔をお母さんの方に向けて抱いてもらうと恐怖心が和らぐ。

身体の診察の目的はいくつかある。一つ目は、一般的な身体の健診。二つ目は、軽微だけれど発達に影響を与える手足、脊柱、目、耳、口の中などの異常の有無と運動機能を確認すること。

三つ目は、神経線維腫症、ウイリアムズ症候群などいろいろな症候群もあるからその可能性がないか各症候群に関連した顔貌や小さな身体的特徴がないか、スクリーニングをする。

そして四つ目は、不自然な傷などがないかの確認。

診察は触れても怖がらない足先や手先から始める。聴診をするときは服を脱がさないでシャツの中に聴診器を入れてする。おなかや背中などの皮膚を観察するときには聴診のあとでシャツをめくってすると怖がらない。目、耳、口の中の診察は怖がる子が多いので最後にする。怖がる場合には、まずペンライトで遊ぶ。子どもに使わせて、私の口や耳を見てもらう。楽しんだ後に交代して僕が診る。口の中を診るときには極力舌圧子は使わない。使わなくても多くは喉までよく見えるように口を開けてくれる。

これも安心感と信頼関係の形成には大事なプロセス。

4　自閉症の診断と予後

自閉症を診断する

青木　こういったさまざまな情報をもとに、自閉症の診断をどのようにするのかということをお教えください。

自閉症のお子さんの行動や知的な発達、まわりの人との関わり方など、いろいろな側面がそれぞれ独特のかたち、独特のペースで、一貫して発達していく。それが分かれば診断できそうなのですが、私の場合は、ごく典型的な自閉症のお子さん以外は、言われてみればそう見えるし、言われてみれば違うようにも見えるしという感じで、はっきり診断をつけることは非常に難しいことに思えるのです。先生はどのように診断をしておられるのでしょうか？

髙橋　診断という行為は、他のカテゴリーから区別する鑑別という行為でもあるね。

その作業は、まずはそのカテゴリーに属する人に特異的または特徴的な現象を取り出す、医学的には特異的または特徴的な症状を抽出すること。それらが一定の条件を満たせば障害として診断をするということだと思う。

自閉症の場合には、現状では身体的な特異的症状はないから、特異的な行動を確認することになる。だから自閉症にだけ認められる特異的な行動のリストを持っていて、それに当てはまるかどうかを考えながら子どもを評価するということに尽きる。

自閉症についてはこのように診断は進むけれど、ＡＤＨＤは異なる。ＡＤＨＤも行動によって診断をするけれど、その行動は特徴的ではあるが特異的ではない。ＡＤＨＤにみられる不注意、多動、衝動性などの行動は定型発達でも共通してみられるもので、その違いは程度、言い換えると量的な違いということになる。

多動を例にとると、多動は定型発達でもあるが一時的で程度も極端ではない。これに対してＡＤＨＤの多動は長期間続き極端であることが異なっている。行動と期間の程度の違いによって区別している。

これに対して自閉症の行動は定型発達や他の障害では認められない特異性がある。言い換えると質的な違いがある。その特異的行動の有無を診断の根拠にしている。だから、自閉症の特異的行動を沢山知っていることが重要なのだよ。

しかし、いずれにしても子どもは短期間のうちに目まぐるしく発達・変化していくところが大人とは異なっている。したがって、子どもでは障害に加えて発達についての診断（評価）も合わせて行う必要がある。これが子どもの診断の特徴かな（診断の説明については、　頁を参照）。

①　三主徴の確認

自閉症については、①コミュニケーション、②対人交流、③こだわり行動と感覚の異常、それぞれの領域について、自閉症に特異的な行動のリストを持っていることが大事だね。

それぞれの領域について特異的行動が確認できたときに診断が確定する。

青木　その特異的な行動のレパートリーも発達の段階によってちょっとずつ違うわけですよね。そして、それぞれが揃っていなければいけないわけですよね。

髙橋　障害の診断のためには三つの行動領域で特異的行動が認められることが必要だし、それらは実際に揃っていると思う。

青木　三つのうちのどれかはあるけれども、三つ全部揃ってはいないということはあるのでしょうか？

髙橋　初診のときには確認できないこともある。でもそれはないのではなくて、その時に確認できなかったということで、それは親御さんが気づいていないということもあるし、自分の眼が節穴だったということもある。

　でも回を重ねてみていくうちに、やはりこだわりがあるなとか、そういうふうにして確認できることもしばしばある。三領域の特異的行動を確認するということに尽きる。

　国際的に使われている診断基準に米国精神医学会の『精神疾患の診断・統計マニュアル』（DSM）があるけれど、以前の第Ⅳ版（DSM‐Ⅳ）では、今説明したように特異的行動群をコミュニケーション、対人交流、こだわり行動の三つの領域に分けていた。

　ところが、二〇一三年に改訂された第５版（DSM‐５）ではコミュニケーションと対人交流を一つにまとめてしまった。この二つの領域は区別がつきにくいという理由のようだけれど、これは良くないと思っている（自閉症概念の変遷については、二三六頁を参照）。

　例えば、泣いている赤ん坊を見てげらげら笑う自閉症の子がいる。この行動は前後二つの要素に分けられる。最初は、体をゆすりながら激しく泣いている赤ん坊の行動を見て面白いと感じ、泣き声や表情・行動から苦しんでいる赤ん坊の気持ちが読めないというコミュニケーションの問題。次いで、笑うという不適切な――標準的でない対人行動の問題に分けられる。

前者のコミュニケーションの問題が原因であり対人行動の問題はその結果なのだけれど、これを「コミュニケーションと対人交流の問題」と一つにしてしまうと、区別ができなくなり、行動の理解が困難になっていく心配がある。次の改訂では元に戻ることを期待している。そんなこともあり、このインタビューでは二つに分けて説明をしている。

② コミュニケーション

髙橋　言語発達についていえば、例えばお菓子の袋をあける音には反応しているのに名前にはあまり反応しない、エコラリア、感情がこもらない淡々とした話し方、話すときに相手を見ないなどは分かりやすいかな。折れ線現象の一つ――少し言葉が出ていたのに消えてしまったという、言語消失現象も特異的だね。

ジェスチャーでは、逆手のバイバイと呼んでいるけれど――掌を自分に向けてするバイバイ行動が分かりやすい特異的行動だね。他のジェスチャー関連の行動としては、クレーン現象なども分かりやすい特異的行動と言えるね。

③ 対人交流

対人行動では愛着の問題とか、人の模倣をしないとか、他の子どもに興味がないとか。関わり方が一方的だとか。

前半ではあまり取り上げなかったけれど、人の介入を受け入れないというのも特異的だね。子どもは遊びのスキルが低いから、例えばプラレールで遊んでいるときに、親が横から手を出すと、喜んで受け入れるよね。それは、自分の足りないところを補って、遊びをより面白く展開してくれようとしているという親の介入意図がよく理解できているからだよね。だから子どもは自分の遊びに親が加わることを喜ぶし、それを求めたりもする。

幼い時期の自閉症の子どもはそれを拒否する。

青木　それはまだ道具の段階にもなっていないということなのですか？

髙橋　道具の段階だけではなく快適の段階でもそう。それは介入してくる相手の行動の意図が読めないから。

青木　コミュニケーションができないということなのですね。

髙橋　何のために相手が自分の遊びの世界に介入しようとしているのかということが、その子には理解できない。

その証拠に、親の介入が子どもの意図に沿っていた場合、例えばプラレールで子どもがいつも遊んでいる貨車が見つからないときに親がひょいと渡すと受け入れる。でも子どもが遊んでいる機関車の後ろに貨車をつなごうとすると怒る。

定型発達の子どもだったら、つないだ方が面白いから親がやってくれたということを理解するけれど、自閉症の子どもは人の意図理解が難しいから。依存の段階になれば、意図も読めるようになるので、そんな展開にはならないけれど。

介入拒否と呼ばれている特異的行動だけれど、そのへんのところも対人交流では重要かな。

④　こだわり行動と感覚の異常

髙橋　こだわりのレパートリーは前に紹介したように広くて偏食、遊び、ルール、服装、物の配置、常同行動などいろいろ。

感覚の過敏さと鈍感さも特異的。代表的な聴覚過敏については、正確にいえば聴覚過敏を認める障害は自閉症だけではない。ウイリアムズ症候群、アテトーゼ型の脳性麻痺、顔面神経麻痺でもみられる。しかし、自閉症を併存していないとコミュニケーションや対人交流における特異的行動は認められない。

少し前にDSMの改訂について批判したけれど、今回の改訂で良いこともあったので付け加えておくね。それは、感覚の問題を特異的行動に含めたこと。以前は感覚の問題は含めていなかったけれど今回取り入れられ、実態に即した対応になった。

話を戻すと、このように三つの領域の特異的行動を確認してそれらが認められれば自閉症と診断をするのだけれど、幼児期から学童期にかけてはどの領域の特異的行動も明らかなので、知的発達に遅れのない子も含めて、診断は難しくはない。知的発達に遅れのない自閉症を以前はアスペルガー症候群または高機能自閉症と呼んでいたが、そのような子どもたちでも同じように早くから診断できる。

青木　目立つか目立たないかということで、よくよく見るとどの子どもにも三つの特徴があるはずだということなんですよね。

⑤ 予後の予測

青木　先生がどのようにしてお子さんの予後、長い目でみた発達の予測をどのようにしていらっしゃるのかをお聞きしたいです。

診察に陪席していると、知的な発達の遅れがどれくらいあるかということと自閉症のタイプによって予測されているのかなあと思うのですが。

髙橋　社会的予後の予測には二つの軸がある。

一つは自立予後、これには知能が重要。知能は、身辺処理、勉強、車の運転、仕事の内容などさまざまな知識やスキルの獲得に関係する。就学や就労にも大きく影響する。知能が分かると、だいたいその子がどの程度の自立度になるかが予測できるよね。

例えば小学校一年生の段階で、田中ビネー知能検査で知能指数がだいたい六十くらいあれば、多くの子どもは障害者雇用で一般就労が可能となる。とくに指数が七十以上あれば間違いない。

もう一つは適応予後。人と社会の中でどの程度適応的にやっていけるかは、ウイングの三類型――積極型、受動型、孤立型で予測するのが一番良いのではないかと思っている。

積極型は、活発で興奮しやすく対人関係にも積極的だけれども幼小児期は一方的な傾向があり、比較こだわりが強いグループ。知的発達は良い人も多い。

受動型は、穏やかで真面目、対人関係には受け身的でこだわりが少ないタイプ。知的発達は積極型と同様に良い人も多い。

孤立型は、人との関わりに消極的でこだわりや感覚の過敏性が強いタイプ。知的発達の遅れをともなう人が多い。

そうなると自立予後と適応予後、二つの予後が良いのは知的発達に遅れのない受動型か一方的な対人行動が減り気持ちのやり取りができやすくなった積極型ということになる。

青木 「筋のいい自閉症」ということですね。

髙橋 適応障害、パニック症、うつ病などになることも少ない。

しかし、適応には本人の側の要因も重要だけれど環境も大きく影響をするよね。学校や職場に障害のある人の特性についての理解と適切な配慮が継続的になされないと適応障害が起こることになる。

社会適応は個人と環境の相互作用によって成り立っているものだから、学校や職場の合理的配慮が十分なされれば対人行動が一方的な積極型の人や孤立型の人でも大学に進学したり就労している人は沢山いるから、決めつけないでほしい。

ウイングの類型についてもう少し付け加えると、この類型は幼小児期の子どもを評価してまとめられた横断的な分類で固定したものではない。各類型が年齢にともなってどのように変化していくのかは、重要だけれど十分に研究されてはいない。

僕の臨床的な印象では、積極型は年齢が上がるにしたがい少しずつ穏やかになり、一方的な対人行動も相互的なものに変わっていく。周囲を巻き込むようなこだわり行動も少なくなっていく子が多い。

受動型の人は安定していて変わらない。途中から積極型や孤立型に移行する子はいないので、適応の見通しが立てやすい。

幼い頃に孤立型だった子どもが一番心配になるけれど、経過を追っていくと小学校の高学年頃になると言語理解力が高まるにしたがい、人との関わりを避ける傾向、こだわり、感覚過敏性などが軽減していく子が多い。言い換えると孤立型から受動型に近づいていく子が多い。

だから、決めつけないことが大事だと思う。一人一人と丁寧に長く付き合うことがなによりも大事なこと。

青木　積極型がだんだん受動型になっていく場合もあるのですね。

髙橋　完全に受動型にはならないけれど、興奮性がだんだん下がってきて、こだわりが少なくなっていき、物事に対する積極性と社交性が長所として活きてくる。

小学校の高学年になると知能指数も定まり、対人行動やこだわり行動もどんな感じになるのか長期的に見通せるようになる。したがって、小学校五、六年になったら大人になった時の生活がはっきりと見通せるようになる。

僕が診ているのは三十歳台の半ばまでの人でその先はまだ分からない。しかし少なくとも三十歳台半ばまでは、今説明したような基準で予測してあまり間違ってはいないと思っている。

⑥　教育や就労の見通し

職業や教育の予後について言うと、三歳になると大体分かる。

幼児期から学童期にかけての知能指数の推移については荻原はるみ先生（名古屋柳城短期大学）と研究をしているけれど、三歳の段階で知能指数が五十あれば、小学校に入る段階ではだいたい七十以上に上がることが分かっている。

知能指数や発達指数が五十未満の場合は、境界知能以上になることも時々はあるけれど、多くは知的障害の段階にとどまる。

だから三歳の段階で知能指数が五十以上あれば、一般的な見通しを示すことはできる。小中学校は地域の学校に行って、将来的には―障害者雇用か一般雇用かは本人がそのときに選択することだけれど、一般就労ができるだろうということを伝える。

もちろん就学先の決定については、基本的人権の尊重の観点から、文部科学省は、就学先の決定にあたっては本人と親の意向を最大限に尊重することを基本方針としているので、そのこともきちんと伝えるけれど。

余談だけれど、自閉症のドライバーの研究をしたことがあり、小学校高学年以降に実施した知能検査で指数が七十程度あれば確実に普通自動車の免許証が取れることが分かっている。欧米の研究では自閉症の人はドライバーとしての適性に欠けるというような論文が多いけれど、そんなことはない。希望した人は全員が免許を取得し、交通違反や事故も極めて少ないと言える。

就労についても研究をしたことがある。これについても悲観的な研究が多いけれど、現実は異なっていた。僕の調査では、離職率は低く堅実な生活をしている人が多いという結果だった。こんなことも合わせて伝えている。（成人期の生活については、一二二頁を参照）

話を戻すけれど、指数が五十未満の場合には、発達はゆっくりだが着実に発達することを、一人一人の状態に合わせて、基本的生活習慣の自立や言葉の発達の見通し、さまざまな福祉サービスや特別児童手当の情報、就学は本人と親の意向が最大限に尊重されることなどを伝える。

中等度以上の知的な遅れもあると伝えたときには、必ず「遅れは将来も続くのか?」と質問される。

その場合には、知的発達の程度は年齢によって変化していくので、現在の指数は確定したものではないが、本人の状態からは—どの程度かは分からないが、成人になっても知的な遅れは続く可能性が高いことも伝える。同時に、成人には本人を支えるためのグループホームなどさまざまな福祉サービスや経済的支援があることも伝え、安心してもらう。

いずれにしても、初診の段階で大事なのは、説明についての「納得」と「安心と仄かな希望」を感じて子育てをスタートしてもらうことなので、正直に丁寧に見通しと社会的支援について伝えることを心掛けている。

子どもが小学校の高学年になってくると、おとうさんやおかあさんは、中学校はどこにするのか、高校や大学に行けそうか、一般就労になるのか福祉的就労になるのか、自立度はどの程度かなどについて、もう少し詳細な情報が欲しくなる。

だからその段階であらためて知能指数、ウイングの類型、集団生活での適応状態を再確認する。そして、これらの情報にもとづいて、どういうところに勤めて、どの程度の給料で、どの程度の自立度で生活しているかが、はっきりと伝えられるようになる。だから長く診ることが大事。

青木　小学校の高学年くらいからは知能指数も自閉症のタイプもその後それほど変わらないのですね?

髙橋　そうそう。
青木　幼児期に受動型で知能指数が高ければ予後が良いと考えて良さそうですか？
髙橋　そうなんだけれど、精神的な不調をきたすこともあり、それはタイプによってまた異なる。それも知っておくと、いわゆる二次障害の予防と早期発見・対応に役立つ。

受動型の子は受け身的で自己主張が苦手、不満や困っていることがあっても訴えることが難しい。その結果、我慢を重ねストレスをため込み不登校になるなど内在化障害を起こしやすい。就職した後は、断るのが苦手なので、無理を重ねうつ病やパニック症などになることもある。

積極型の子は、受動型とは反対で、行動化による外在化障害や双極性障害が起こりやすい。もう一つＡＤＨＤを併存しやすいことも知られている。だから類型が分かると、その子どもに起こりやすい精神科的問題も分かってくる。

そういう点ではウイングの類型はとても役に立つ。彼女が亡くなった途端に、誰もこの類型について言わなくなってしまったけれど、素晴らしい発見だと思う。

5　特異的な行動の意味

青木　自閉症の子どもの特徴的な行動―こま回りとか、横目とか、裏返しバイバイとか、そういうことの意味を簡単に教えてください。

こままわり

高橋　こままわり――独楽やフィギュアスケーターのようにクルクル回転するのは遊びだね。内耳の前庭器官が担当している平衡感覚を刺激して楽しんでいる。ミニカーのタイヤや皿を回すのも同じような遊びだね。

青木　くるくる回ってめまいがする感じを楽しんでいるのですか？

高橋　そうだと思う。それは本人たちがそう言うから。本人たちが「おもしろい」と言うんだ。こままわりをしていた子どもが自分の気持ちを言語化できるまで待って、そのことをたずねたことがあるけれど、「楽しいから」とか「おもしろいから」という予想通りの答えだった。

横目

青木　横目をするのも同じことですか？

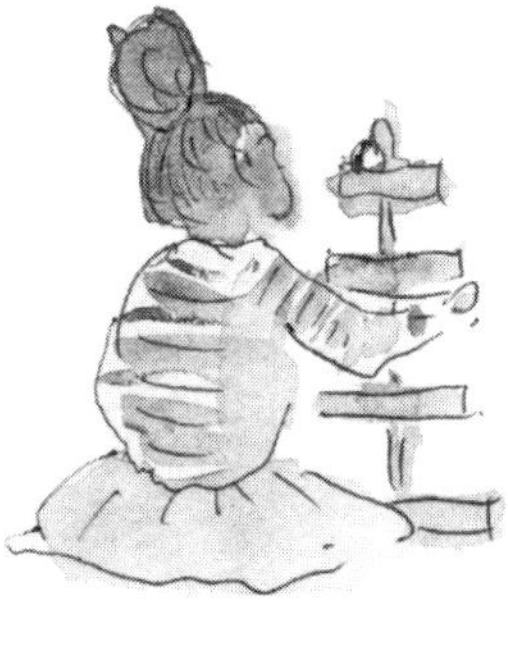

転がるボールを横目で
眺めて遊ぶ子ども

髙橋　そう。あれも「おもしろい」と言っていた。それが楽しいのだよね。
青木　小さい赤ちゃんが「たかいたかい」をされて喜ぶのと同じようだとおっしゃっていましたね。あれも大人がやると結構気持ちが悪いですよね。
髙橋　こままわりとか横目という現象は、だいたい二歳くらいから始まって、三歳半から四歳で終わる。その時期に限って頻回に見られる。
知的な遅れが重度の子どもの場合は、それ以降も続くことがあるけれど、比較的知的発達のよい子どもたちは、その時期を過ぎるとしなくなる。
昔はこままわりや横目をやめさせようとした時期があった。それはその行動の意味を知らなかったからだよね。

つま先歩き

同じようなことは、つま先歩きでも見られる。
青木　つま先歩きも感覚遊びなんですよね。
髙橋　そう。スウェーデンやアメリカの研究者で自閉症のつま先歩きを研究した人たちがいる。論文をわくわくしながら読んだ。バロー（William J Barrow）は、自閉症で二十％、アスペルガー症候群で十％につま先歩きを認めたと報告している。
定型発達の子どもたちだと、歩行が少し安定してくる一歳七か月くらいから始めて、だいたい二、三か月、遅くても二歳までにはしなくなる。二、三か月くらいで飽きるんだよね。ところが自閉症の子どもはそれがずっと続く。

　ある行動の最初の段階ではその行動自体の獲得が目的になる。その間は夢中になる。しかし、一通り獲得されると飽きてやらなくなる。以後は、必要な場面でのみその行動を行うようになる。手段になるわけだよね。面白くてやるのは二、三か月くらい。

青木　それは普通に歩くことにだんだん慣れてきて、ちょっと難しい歩き方で遊ぶという感じですか？

髙橋　そういうこと。そういう歩行の様式を獲得する。そしてしばらくそれを楽しんだら終わる。そして今度は実際の移動の中で、必要のあるときだけ手段として使うようになる。

　例えば高いところのものを取る時につま先立ちになる。浅い水たまりを歩くときにつま先でちょっと歩く。それ以外は使わない。

青木　自閉症の子どもにとって、つま先歩きの何が感覚遊びなのですか？　ふわっとする感じですか？

髙橋　それは聞いたことがないけれど、見ていると、筋緊張が全体に高まっているから、何か筋緊張の高まりが楽しいのではないかと、僕は想像しているけれど。

　これも二歳前くらいからやり始めて、だいたい同じような時期に終わるんだよね。だから同じような類の遊びではないかなと。

　同じ時期に、声を上げながら前かがみになって地面を見ながら四mから五m走る子もいる。あれもめまいの感じがあるよね、そういう感覚が楽しいのだろうなと思う。

青木　知的な発達の程度に関わらず、二歳前後から始まるわけですよね。
高橋　よく目にする行動だけれど、全員がするわけじゃないよ。
青木　かなり重度の子でも小学校が終わるくらいまでにはなくなるのですか?
高橋　それは正確に追跡したことはないけれど、だいたいそうだね。大人になってからくるくる回る人もまれにはいるけれども少ないね。
青木　軽度の知的障害くらいまでだったら三、四歳くらいまでにはなくなってしまう?
高橋　そう。それをよくするのは、ウイングの類型では積極型か孤立型の子どもで、受動型の子どもはあまりしないね。もともと受動型の子どもはそう活発ではないから。

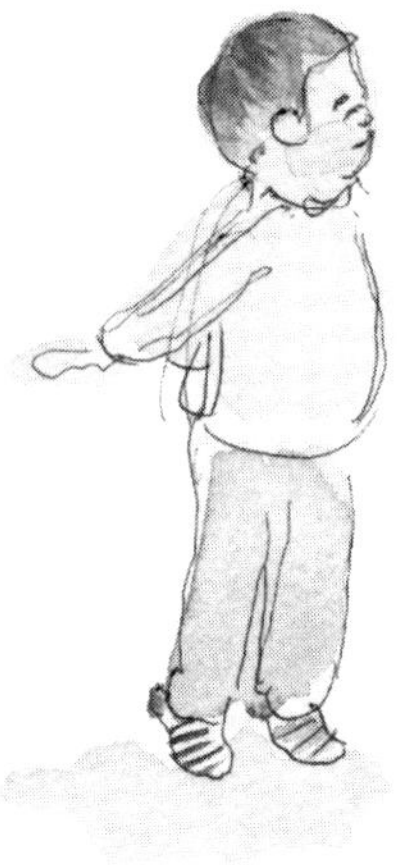

つま先立ちで歩く子ども

ぴょんぴょん跳び

青木　ぴょんぴょん跳ねているお子さんも多いですよね。跳ねているのはなぜですか?
高橋　あれも平衡感覚を刺激する遊びだよ。

青木　跳ぶ感覚を楽しんでいる。
髙橋　そうだね。これは少し大きくなってからだね。これ自体が難しい――非常にバランスを崩しやすい行動だから、やはり二歳、三歳の子どもではできない。二歳の子どもは手すりを使わないで足を交互に出して階段の上り下りをすることはなかなか難しい。ましてやジャンプするということになると、さらにバランスを崩しやすいから難しい。少し年齢が上がってからが多いね。
青木　四歳とか五歳。
髙橋　自閉症の子どもの場合はもっと上だね。それは、僕は調べていないから、ちょっと不正確だな。自信がない。
青木　跳ね方も独特ですよね。体幹がぴたっとまっすぐのまま跳んでいるというか。
髙橋　トランポリンの上で跳ぶような跳び方だよね。垂直の姿勢で。
青木　あまり膝のクッションとかを使わないで。それはやはり筋緊張が高いからなのですか？
髙橋　どうなんだろうね？　そこはちょっと分からないなあ。
青木　遊びではなく、喜んでいるときとか怒っているときに跳ぶとか、そういう表現もあるのですか？
髙橋　感情との関係では、楽しいときが多いけれど、怒っているときや不安なときにもくるくる回るということもあるね。
青木　手をひらひらさせるのは何ですか？
髙橋　それも遊び。

青木　ねじれている感じを楽しんでいるのでしょうか。手を目の前で絡ませながら動かすというのもありますね。

髙橋　でもそれは今少なくなったね。なぜだか僕は分からないけれど。

かつて見られた特異的な行動の減少

自閉症の子どもたちの特異的な行動もずいぶん変化してきたと思う。でもそれを研究している人はいないなあ。僕自身もそのことに気づいてはいるけれど、原因はまだよく分からない。

目の前に掌をかざすとか、目の前で指を広げて動かすとか、横目をして人差し指を凝視するとか、首を振るとか、壁に沿って横目をしながら走るとか、こういう以前はよく見られた視覚刺激行動が

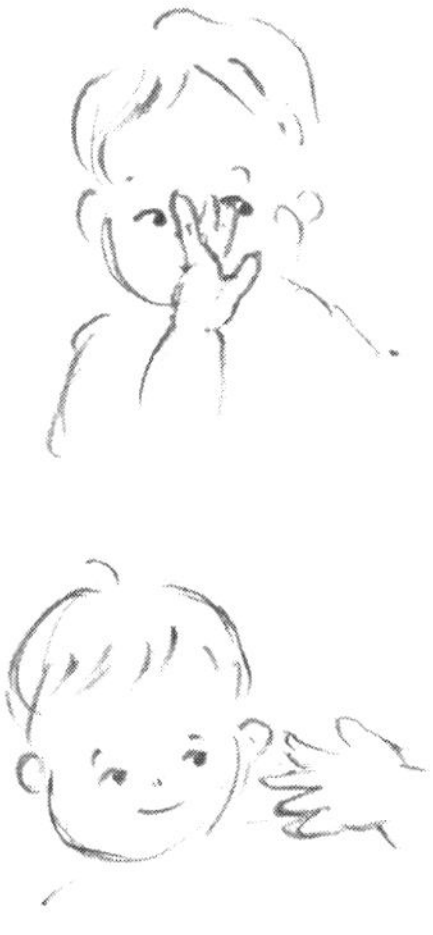

目の前で指をねじったり（上）、手をひらひらさせたりする（下）子ども

減ったね。

テレビのコマーシャルに没頭するというのもよくあったけれど、これも見られなくなったね。それが今アニメに代わったのかもしれないけれど。

おかあさんたちに聞いても、そういうことはないですと言う人が非常に増えてきた。

青木　生活様式の変化に応じて移り変わって来ているのですよね。

髙橋　でも横目とか手かざしは、あまり文化的な影響を受けない感じがするんだよね。自分の感覚を刺激する行動だから、社会が変わってもあまり影響を受けないと思うのだけれど、それが減った感じがする。こまわりなんかも以前よりも減ってきている。

似たようなことでは流水を眺めるとか、つまんだ砂を少しずつ落とし、それを見続けるとか、そういうのもなくなったな。昔は小川の流れる水を眺め続けるとか、蛇口からちょろちょろ流れる水を見続ける子が結構いた。そういうのもなくなった。

道順にこだわる子も以前に比べると減った。スーパーに行くのに必ず同じ道順を通らないとパニックになるという子もよくいて。

青木　代わりに増えているものはあるのですか？

髙橋　増えているものは…。変わらないものはあるなあ。物を一列に並べる遊びとか、寝そべってミニカーを動かしながらタイヤを横目で眺めるとか、これは変わらないね。

あることはあるけれども減ったのは、おかあさんの髪の毛の匂いを嗅ぐこと。以前は必ず――特に幼児期の初診で来たおかあさんたちにたずねると、「そうなんです。気持ちが悪いんです」とか言うことが多かったけれど、それもずいぶん減った。

理由はわからないけれど、時代によってちょっと変わってきたところもあるね。これはスマホが広く使われる前からだから、スマホによる影響ということはないね。

青木　スマホ時代になって変わったことってありますか？

髙橋　スマホに没頭するとか（笑）。

それから文字についてのこだわりでいうと、会社の社名にこだわる子がいなくなったね。以前はトヨタやナショナルなど社名から字を覚えるという子も沢山いたけれど、それもなくなった。アルファベットや数字やひらがなを読む子は相変わらずいる。でも会社のマークに興味をもつ子もいなくなったなあ。以前だったら僕に会社のマークを描かせる子が結構いた。正しく描けないと「違う」と言って怒り出すとか。それもいなくなったね。

気づき出したのは十年ちょっと前からかな？　だから質問の内容も変えるようになった。

青木　知的な遅れのあまりない子をみることが相対的に多くなったのことが理由ではないのでしょうか？

髙橋　確かに知的な遅れのある子を診る割合は少なくなった―知的障害のある子は多くて自閉症の子どもの二割から三割くらいと相対的に減っているけれど、僕の言っているのは、知的発達に遅れのない子どもたちも含めての話。だからこれは自閉症の子どもたち全体に起こっている現象なんだよ。

いまだに、こまわりとか横目とか手をひらひらさせると書いてある本もあるけれど、これからの教科書は「認められることもある」くらいにした方がいいかもしれないと思う。

逆手バイバイ

青木　逆手バイバイは今でもありますか？

髙橋　日本では普遍的だね。ただし欧米ではあまり書かれていない。それはバイバイの動作が違うから。欧米では日本のようなバイバイはしない国もあるから。だから、外国人の子どもを診察するときには、「お国では別れるときのジェスチャーはどのようにしますか」と聞くようにしている。ブラジルでは日本と同じ動作なので、日本人と同じように自閉症の子は逆手のバイバイをする。

青木　逆手バイバイの意味は？

髙橋　これは研究したことがある。

　別れの挨拶を意味するバイバイというコミュニケーション行動はいくつかの要素が組み合わされていて、それらが一体的に表現されてジェスチャーとしての意味をもつ。

　一つ目は動作―五本の指を広げてそれを左右に動かす。二つ目は対象と方向―別れる相手に掌を向ける。三つ目はタイミング―別れる、その時にバイバイをする。四つ目は視線―相手を見る。

　まとめると、別れる瞬間に、掌を相手に向けて五本の指を広げ、相手を見ながら左右に振る、これらが一体的に行われて別れのジェスチャーとしての意味をもつ。

　ところが自閉症の子は、指を広げて左右に振るということだけを理解していて、向ける対象と掌の方向、タイミング、視線といった他の要素の意味は理解していない。

その結果が逆手のバイバイというユニークなバイバイ行動となって表われる。しばしば見受けられる、逆手のバイバイを地面や壁に向けてする、立ち去ってからする、といった行動もいま説明したことを踏まえるとよく理解できる。

青木　逆さ向きになるというのはなぜなのですか？

髙橋　自分に向けてバイバイをする相手の動作を模倣しているからだよ。反響言語と同じ仲間の反響動作（echopraxia）と考えている。

この行動がみられるのは快適の段階。散発的な模倣が見られるのは快適の段階で、この段階の子どもたちが逆手のバイバイをする。もうちょっと言うと、その子どもたちの言語理解の発達はまだ名称理解がほとんどできない段階にある。

青木　ドアノブを回すみたいにバイバイをする子もいますよね。

髙橋　それは模倣の正確さの問題だよね。手を振るという動作は模倣しているけれど、掌を広げて左右に振るなどの動作は学習していない。

バイバイの形態で多いのはだいたい三つで、一つはいわゆる逆手のバイバイ。もう一つは手招き風のバイバイ。もう一つは掌を相手に向けた標準的なバイバイ。

プロセスからいうと、バイバイをしない段階から、逆手のバイバイを経て、標準的なバイバイに移っていく。逆手バイバイは自閉症の子どもたちの最初の精一杯のバイバイ行動なんだ。

だから発達的にいえば素晴らしいことなんだよ。僕は、「できるようになってよかったね」とほめる。バイバイができない段階からすればステップアップしたわけだよね。成長の証の逆手のバイバイ。

それが分かった時はうれしかったね。

青木　逆手バイバイは今でも有効なのですね。

髙橋　日本やブラジルなどではね。

6　こだわりとその対応

青木　こだわりの中でもその子どもの生活に著しく不利益になるやっかいなこだわりというのはどういうものなのでしょうか？

髙橋　強迫症の類型を借りると、他者巻き込み型―周りを巻き込んで自分のこだわりを通そうとするタイプ。そういうのは本人も困るけれど周りの人も困るよね。

もちろん自己完結型でも困るものがあるよ。例えば七のつく日には断食をするとか。その前は五のつく日だったけれど。なんでそれが始まったのかは分からない。

最初は一日中真っ黒い服を着るこだわり。女の子なのだけれど、下着から上着まで黒ずくめ。そうこうしているうちに数字のこだわりも始まった。最初は朝ご飯か夕ご飯のどっちかを食べなかった。それが徹底されて断食ということになった。まだ続いている。

でも黒ずくめの理由は、大分経ってから分かった。「黒い服を着ていると安心する」とのことだった。理由も納得できたので、そのまま様子をみていた。そうしたら、安心できる環境に変わってしばらくしたら黒い下着だけでよくなった。断食についても、そのうち理由を教えてくれるかもしれない。楽しみに待っているところ。

青木　問題行動などで困られているときはどういうふうなアドバイスをされますか？

髙橋　ポイントはその行動を障害の病的な症状としてみないで、成長過程における一過性の現象とみて、一緒に暮らしている人との折り合いをつけるということじゃないかな？

　それを続けさせるかやめさせるかではなくて、周りと折り合えるように工夫していくか、マナーなどを身につけるかが基本だと思っている。

　例えば男の子の場合で時々あるのがオープンマスターベーション。自慰行為に熱中し外出すると電信柱にしがみついて性器を押しつけている男の子がいた。そういうときには、家でトイレの中ならいいけれど、外ではしないようにというふうに、場所を限定する。そうすると、だんだんと理解が進んでいく。必要なことは、認めるか認めないかではなくて、子どもがしている行動に関わる社会的ルールを身につけることだと思う。それさえ身につけば何をしてもいいのだよ。

　激しく物を破壊したり自分や他人を傷つけるような行為でなければ、基本的には禁止はしない。折り合いをつける。社会的に受け入れられるかたちでルールやマナーを身につけてもらう。

青木　そういうことであれば受け入れられるお子さんが多いですか？

髙橋　そうそう。

7　大人になってからの診断

今問題になっているのは、子どものときに発見されなくて、大人になってから自閉症が疑われる人たち。この人たちの場合の診断というのは、話してきたような特異的行動を根拠にしてうまく診断ができるのかどうかは、正直なところよく分からない。だからそこのところは研究が必要と思っている。

知的発達の遅れがなくて、どういう理由かは別として、発見や診断のルートにのらないまま大人になった。そして大人になってから自閉症が疑われた人たちというのが、今沢山いるわけだよね。その人たちを診断するのに、幼小児期の診断の基準がそのまま使えるかということになったら、これは難しいだろうと思う。

今の診断基準というのは、幼児期から学童前期、具体的にいうと、二歳くらいから小学校低学年くらいの時期に自閉症で特異的に認められる行動を抽出して組み立てられた診断基準なのだよね。

知的発達に遅れのある子どもだったら、成人になっても知的発達は幼児期から学童期の水準にとどまるから、特異的行動は大人になっても続いているので診断は容易だね。しかし遅れのない子どもだったら、特にウイングの類型で受動型の子どもの場合、こだわりも比較的少ないし、生真面目で少し融通のきかない感じはあるけれど、段々と対人関係もよくなるし。おしゃべりではないけれど話もできるようになるという感じなのだよね。

そういう子どもの場合は、幼小児期にみられる診断基準を満たすような特異的行動があまり目立たなくなっていく。分かりやすくいうと行動の特異性が低くなっていく。

となると、一体どういう行動を根拠に診断していくのか。それがはっきりしないし、現在のところ成人を対象とした診断基準は確立していない。成人の発達障害の診療をしている先生方は苦労してみえると思う。

それは日本だけではなく、どこの国も同じ。これが現在最も必要な研究テーマの一つだと思う。十年若かったらやっただろうね。

（この対談後に発表された米国のバル（Vanessa H. Bal）らの社会的コミュニケーションに関係した特異的行動を二歳から十九歳まで追跡した研究では、特異的行動のなかで唯一一貫性が保たれていたのは笑顔や不適切な表情など表情に関するものだけであり、他の特異的行動は診断の指標（marker）とはならなかったとしている。社会的コミュニケーションの領域に限定されてはいるが、幼小児期の特異的行動の恒常性を否定する結果といえる。バルらの研究の詳細は文献を参照：Vanessa H. Bal et al (2019): Autism Spectrum Disorder From Age 2 to 19 Years: Implications for Diagnosing Adolescents and Young Adults. Autism Research, 12, 89–99.）

これに対して、ＡＤＨＤの特徴的な行動は大人になっても質的には変わらないし、本人や家族も子どもの頃のＡＤＨＤと関連した行動などをよく記憶していることも多く、成人でも診断に困ることはないように思う。

青木　大人についても自閉症に特異的だと考えてよい所見というのは、先生の中で何がありますかか？

高橋　それはそこまでまとまったものはまだないなあ。

僕は沢山の人を長く診ているので、成人の人も多い。そのなかには、大人になっても、知的発達に遅れがない人でも特異的行動がそろって認められる人もいる。

例えば、なお表情の変化が乏しくて、言語理解が不十分で、話の途中でぶつぶつと独り言を言って、偏食があって、生活のパターンが杓子定規というふうな人。だから子どもの診断基準をそのまま使って診断できる人も一部にはいる。

一方で、この人は今初診でやってきてもとても診断はできないと思える人、発達の経過が良く特異的行動もはっきりしなくなり社会適応も良い人も沢山いる。

教科書的には自閉症は生涯にわたり障害が続くということになっているけれど、この見方はとても悲観的で実態とは異なっており、間違っていると思っている。

ただ、成人期の診断の根拠となりうる、幼小児期の特異的行動とは異なる成人期特有の特異的行動はなにかと言われると、正直まだ分からない。研究もしていないので無責任には言えないと思っている。

今、大人になってから確実に診断できるのは、大人になっても三領域の特異的行動が確認できる人、特異的行動が部分的に残っていて、幼小児期を振り返ってみれば三領域の特異的行動が確認できる人の二つの場合だけではないかと思う。

青木　今は濫用されている感が否めないですね。

髙橋　結局のところ、問題は成人期の診断の根拠となる行動の特異性ということになる。

　それを検証する最も確実な方法は、まずは幼小児期の特異的行動を成人期まで追跡をして、どのように変化していくかを把握する。それをもとに成人期の特異的行動の候補リストを作成し、それを幼小児期に診断が確定していて成人になっている人に使ってみて診断に適用できるか検証する。

　もう一つは、社交不安症、強迫症などの見かけ上よく似た対人交流やこだわり行動を主とする障害との行動の比較も行い特異性が充分あるか検証をする。

　このようにして、成人期の特異的行動がはっきりすれば、それを成人の臨床に使う。こういう手順で進めるのが科学的なのだろうと思う。

8　子どもとのコミュニケーション

青木　髙橋先生の精神療法の手法―どのようにしてお子さんとコミュニケーションを取っていくかなどを教えてください。
髙橋　精神療法というとおおげさだね。
青木　お子さんを観察している中で、お子さんとコミュニケーションをとる機会を逃さず、関係をつくっていらっしゃる。お子さんも先生のところに来ることを楽しみにしているような姿があると思うのです。
　お子さんとの関わりの中で、先生が工夫されていることを教えてください。

高橋　最初にも話したけれど、子どもとの関わりで大事なことはまず安心ということだよね。だから安心と快適ということを心がけて、診察室の構造を考えたり、物品を工夫したり、子どもとの関わり方をいろいろ工夫している。

子どもがのびのび行動できるような少し広めの部屋にするとか。子どもが魅力を感じてくれそうなおもちゃをいろいろ準備するとか。白衣を着ないのも同じ理由だね。

青木　私はあまりお子さんのいらっしゃる診察室に出入りしたことはないのですが、ここは個性的

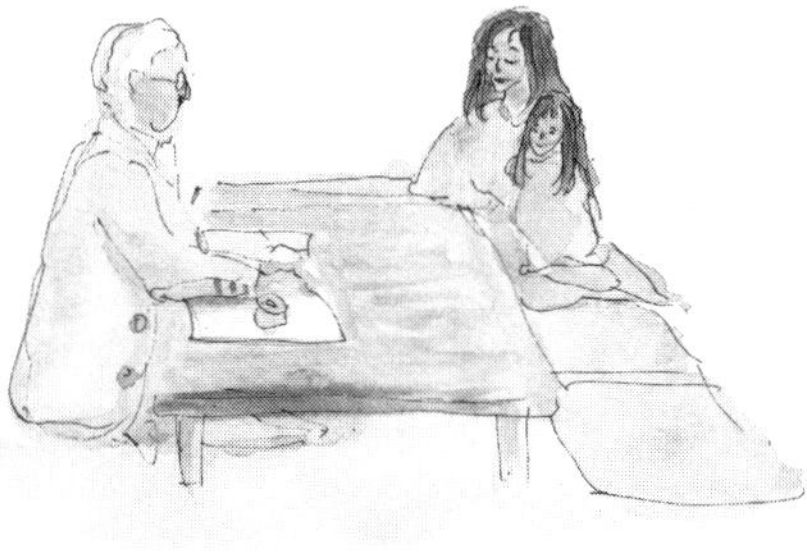

診察風景
座卓では位置や姿勢を調整しやすく、リラックスして診察を受けてもらうことができる。

な診察室ですよね。

髙橋　子どもの精神科や小児科の診察室はほとんどのところにおもちゃが置いてある。普通は椅子に座って診察するけれど、その傍らにスペースはいろいろだけれど玩具を置いたり、子どもが座って遊べるようなスペースをつくっている。どこでもだいたい似たようなものだと思うのだけれど。

ここはもう少し部屋が広くて、さまざまな玩具があるかな。

青木　部屋が広くて、靴を脱いであがって、座卓で座布団の上に座るというのは結構特徴的だなと思いますが。

髙橋　これは僕が始めたことではなくて、以前に勤めていた愛知県心身障害者コロニー中央病院で初期の頃にやっていたスタイル。そのスタイルがとても子どもにとって過ごしやすい環境だったのでとても気に入って、それをそのまま踏襲するかたちでこういうスタイルになった。まあ、こういうスタイルは僕自身も一度も見たことはないよね。それからコロニーはもう少し部屋が狭かった。だからちょっと部屋を広くした。家族が沢山来ることも多いし、子どもたちは活発に動きたいから、少し部屋が大きい方がのびのびと過ごせるかなということで。

大事なことは、子どもの自然な状態を観察できるということ。そうしないと子どもの性質（気質）や能力、興味もわからないし、子どもの特異的・特徴的な行動も遊びの中でよく出てきたりするからね。そういうことを観察するためにも、ある程度の広さと子どもがのびのびと自己表現できるような配慮が必要だと思う。

青木　確かに、この座卓のまわりをぐるぐる回るお子さんもいらっしゃいますし、一人でぐるぐる独楽のように回っているお子さんも。

髙橋　縄跳びもできるしね。僕自身がそういう姿を見ているのが楽しいからやっているということもあるけれどね。

青木　ここの診察室のお座敷の感じというのは、家の生活空間と比較的似ているのかなあと。やはり小さいお子さんというのは床で遊ぶと思いますし。おかあさんも横に座っている。

髙橋　診察の時間も長くなるし。そうすると椅子にじっと座っているというのは誰にとっても、特に子どもたちには苦痛なものだから。リラックスした環境の中で診察をするということが大事なことだと思うので。姿勢も変えやすいし。

座机は関係を調節しやすいところもある。向かい合って座るのだけれど、初診でおかあさんがちょっと緊張しているときは少し退いたり、なにげなく子どもの方に視線を移したりしておかあさんの緊張を少し和らげることもできる。姿勢を変えることによって関係を調整することもできる。子どもが座机の上で立ったりすると、「すごいね、よく立てるね」とほめたりもする。そうすると、途端になごむし。

何よりも日本人というのは座って相談をするというスタイルが自然なものとして身についているから、その方が相談の関係に入りやすいのではないかとも思う。

青木　くるくる回る椅子に患者さんに座ってもらうというのが、内科だと一般的なスタイルですよね。精神科だといろいろですけれども。

髙橋　相談事以外のことにあまり神経を使わなくていいような配慮というものが一番大事なことか

な。

もちろん脚がしびれるとか（笑）、そういうふうな問題はあるので、最初に、「どうぞ脚を崩してください」と言わないといけない。脚を投げ出してもらうとか。特に外国人のおとうさんやおかあさんが来たときはそうだね。それから最近ではパイプ椅子を用意している。長く診ている人では親が五十歳以上の人も増えてきたので、膝や股関節が悪い人も増えてきた。そういう人には椅子に座ってもらって、見上げながら診察をする（笑）。

面接の構造を少し変えることで人間関係が変化するから、パイプ椅子にしたらどんなふうな関係に変わるのかというようなことも考えながら診療をしている。

たまごボーロ

青木　先生はお子さんにたまごボーロをあげることが多いですよね。

髙橋　それは子どもが退屈するということが一つだね。

繰り返し言っているけれど、一番の理由は子どもの精神科だから。子ども主体の診療ということになるので、主人公である子どもが来て楽しいと思ってくれないことには続かないと思うから。そうでないと子どもがのびのびとした自然の姿をみせてくれないから、そのためにいろいろな配慮をする。その一つとして、子どもはすぐおなかもすくし、食べものが好きだから、多くの子どもが食べてくれそうなお菓子をちょっと用意している。

これは一九八二年からだから、もう四十年近くやっている。最初はチョコレート、おかき、あめ玉、おせんべいなどいろいろ試してみたけれど、どれも誰もが食べられるわけではないんだよね。

赤ちゃんは食べられないし、チョコレートはおかあさんから虫歯になるとか太るとか怒られたことがある（笑）。服がよごれるというのもあったな。おせんべいは固いとか。

それからすぐおなかが一杯になるものはだめなんだよね。お昼や夜のご飯に影響するから。だから量が調節しやすくて、赤ちゃんから大人まで食べてくれて、食べ物として以外にもいろいろな用途に使えるということで、たまごボーロに落ち着いた。

おなかを満たすということだけではなくて、ボーロをあげると親子とすぐ仲良くなれるし、計数能力を知りたいときにはボーロを並べて、「いくつあるかな？」と聞けばいい。

ただし卵や小麦アレルギーのある子もいるから、まずは二つのアレルギーがないかを確認して、あるようだったら別のお菓子を看護師さんが用意してくれる。

たまごボーロはいいアイデアだったと思うけれど、誰もやっていないことだったから、最初は少し勇気がいったよ。

青木　再診のお子さんが、先生が「お菓子いる？」って言ってくれるのをそわそわと楽しみにしているような様子がありますよね。

髙橋　たいていの子どもはお菓子を楽しみに来るわけだよね。
子どもたちとは十年、二十年とつき合うのだけれど、その子のきょうだいともずっとつき合う。何年も診察の間隔があいていても、たまごボーロのことだけは、きょうだいも含めてみんな覚えている。

実は、僕の診察室の奥には歯科の診察室がある。歯科にも通院している子が多いけれど、残念ながら歯科が大好きな子は少ない。おかあさんが「センターに行くよ」と言うと、歯科に連れて行かれると思い、診察に来たがらない子がいる。そういうときには、おかあさんにボーロを一袋持って帰ってもらう。

そして次に来るときにたまごボーロを見せて、「髙橋先生のところ行くよ」と言ってもらう。そうすると、歯科ではなくてボーロが食べられる部屋に行くことに確信が持てて、安心してやってくる。そういうことにも使うね。いろいろ役立っている。

もちろんたまごボーロ代というのはかかるんだよ。

青木　でもたまごボーロは比較的安価なお菓子ですよね。

髙橋　そうそう。そういうことも考えてやっている。毎回お菓子を食べさせる医者というのもあまりいないかもしれないね。

青木　あまり聞いたことがないですね。受付にアメが置いてあるところは結構ありますけれどもね。

髙橋　あめ玉は危険なの。たまごボーロは赤ちゃんでも八か月か九か月になったら食べられるし、大人も食べられる。そういう点ではアレルギーのある子ども以外は安心かなと思って。どうしてみんなお菓子を与えないのかなと思っている。

青木　たまごボーロを食べた途端に先生との記憶が蘇ってくるというのは、プルーストみたいですね。

髙橋　十五年ぶりくらいに来たきょうだいでも、たまごボーロを見た途端に緊張がとけてすぐ昔の関係にもどるよ。
青木　マドレーヌを食べた瞬間に子どもの頃の記憶が蘇るという、『失われた時を求めて』がそういう書き出しでしたね。

子どもの作品

青木　先生はお子さんに字を書いてもらって、それをカルテに貼って、「こんなによくなったね」とおっしゃるようなことが多いですね。

髙橋　子どもの成長を家族と共有したいわけだよ。子どもが成長する過程で制作したものはなるべく大切に保存しておいて、そしてあとで親子と一緒にふりかえって見る。そうすると子どもの成長が確認でき、ともに安心し喜びあえるよね。

　それと同時に、僕としては幼い作品かもしれないけれど大切に保存していることを通じて、子ども自身を大切にしているよ、というメッセージを送ることができればと思っているわけ。それできれいに切って、名前と日付を書いてカルテに貼っている。

　数年経って、子どもが過去を振り返るのに適当な能力が身についてきたら、それを見せてともに成長を振り返る。自分の書いた字を見ると、だんだんきれいになっていっている。平仮名でしか名前が書けなかったのが、一部は漢字で書けるようになり、今は整った漢字で全部書けるようになった。それを通して子ども自身も自分の成長を確認することができるからね。

　そうすると、オーバーに言えば、自分の未来というものに希望が持てるし、親も子どもの未来に希望がもてる。

きょうだいも一緒に来ることも多いからきょうだいの作品も貼っておく。自分の作品も大切に保存されていればうれしいし、きょうだいとも良い関係が続く。そうしておくと、障害のある子ときょうだいの間で問題が起こったり、きょうだい自身がつまずいたりしたときに対応しやすいしね。

もちろん子どもの描画や書字能力の評価が一番の理由だけれど、それプラス、今言ったようなこ

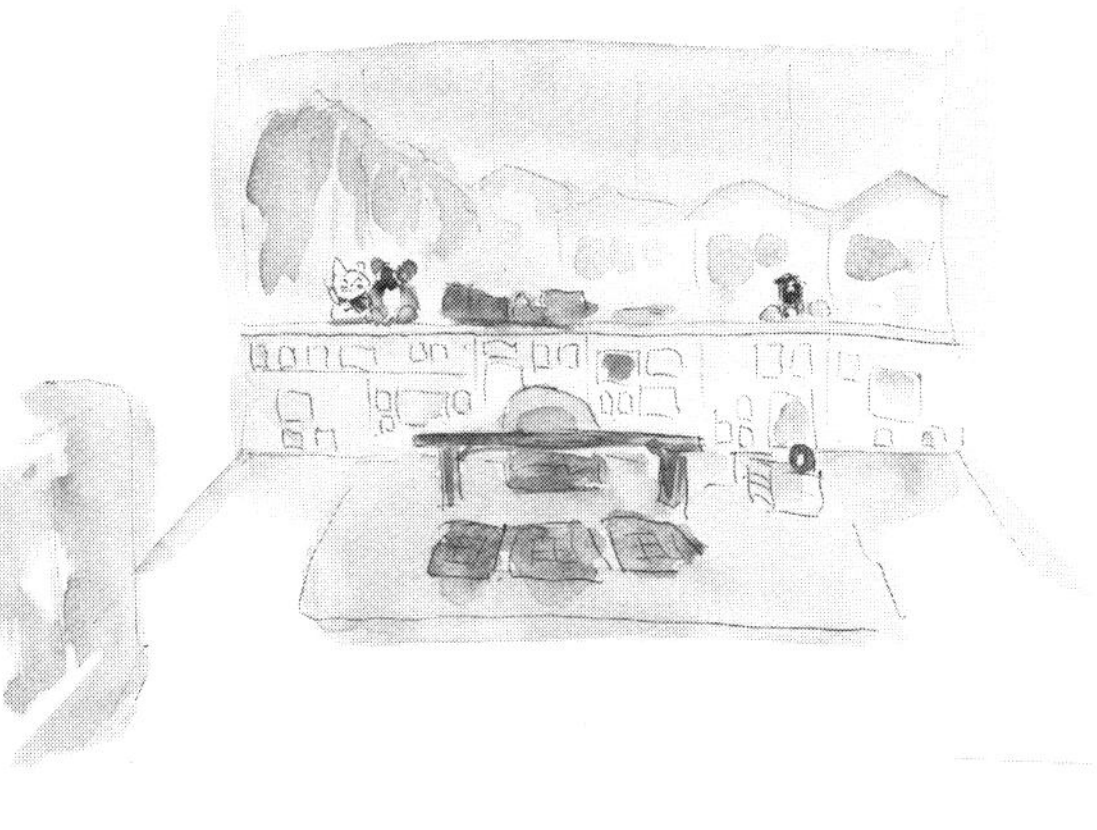

診察室正面
壁には子どもの絵がところ狭しと貼ってあり
手前には様々なおもちゃがおいてある。

とも隠れた理由。

自信を失っているときにも見せる。例えば、おかあさんが、「五年生になるのに字が汚いんです」と、子どもの目の前で子どもを少し傷つけるような発言をすることもある。

それはそれでいいのだけれど、そのときに、カルテに貼っておいた字を見てもらい、下手な字だけれど下手なりに上達していることに気づいてもらう。名誉挽回をしてあげる。「おかあさん、一年生、三年生の頃と比べると随分良くなっているよね」と。「これで精一杯だよ」と。

長い間子どもの臨床をしてきてつくづく思うのは、子どもはいつも精一杯ということ。大人のようには余裕はない。精一杯でこの字なんだと。それを認めてやらないと、子どもは悲しいよ。そこのところをみんなに分かってほしいと思っている（一五八頁を参照）。

子どものありのままをほめる

子どもと接するときにほめることが大事だとよく言うね。確かにそうなのだけれど、なにをほめるかがポイントだと思っている。

みんながよくやる、親の期待していることができたときにほめるとか、先生が期待していることを達成したときにほめるというほめ方は、子どもには負担になることがある。

そのほめ方には、「今のままのあなたはダメ」という隠れたメッセージが含まれていて、子どもは背伸びをしないといけないことになる。

このほめ方は、子どもにとってみると本質的に不安、安心できないと僕は思うんだよね。

青木　本質的にいいほめ方というのはどういうほめ方ですか？

髙橋　子どもにとって安心できるほめ方というのは、「子どものありのままをほめる」ということじゃないかな？

こちらが期待していることが達成できたときにほめるというのも、時にはしてもいいよ。でもそれはありのままの子どもではなくて、親や先生という他人の期待に応えたことに対する評価であって、応えないと認めないよということを含意しているよね。

これは幼い子どもや自信のない子どもには不安だよ。だから、子どもが安心できるほめ方は、精一杯生きているありのままを、現状をほめることだと思う。

青木　現状をほめるというのはなかなか難しいですよね。

髙橋　簡単だよ。

例えばピューっと廊下を走っている子がいたら、「オリンピック選手みたいだね」とほめればいいし、もし静かに歩くことも知ってほしければ、「でも、カッコよく歩くところも見たいな」と付け加えればいい。

片づけ方が下手な子がいたら、過去と比べれば現在の方が少しはよくなっているから、「一月よりも片づけ方が上手になったね」とか。そうすると子ども自身も安心するし自信もつくでしょう？ありのままの自分を肯定できる。発達に支援が必要な子をほめるコツは、「他の子と比較しないで過去と比較すること」だね。

過去と比較して現在をほめれば、子どもは何も努力しなくていいのだから。ありのままをほめるのは簡単だよ。みんながそういうほめ方を身につけてくれるといいなと思っている。

視点を変えるということだよ。例えば絵なんかでも上手か下手かで評価するじゃない？ それは芸術的な見方ではないよね。芸術的な見方というのは、本質的に面白いか・面白くないか―感動するかどうかだと思うのだけれど。こちらの見方をもう少し視野を広げるというか、柔軟に肯定的にみるということが大事。

上手か下手かというのは写実的かどうかということだよね。そうではなくて、例えば色づかいが面白いとか、線の歪みが楽しいとか、目が離れていて面白いとか、いろんな視点があるじゃない？ そういうふうにこちらが見方を広げると肯定的に評価できるし、子どもも自信が持てるし、やる気が出るのではないかなと思うんだよね。

だからこちらがほめ方を練習―トレーニングしなければいけないんだよ。

青木　先日陪席していて印象に残ったのは、不登校の女の子、だるっとした感じでおかあさんにくっついて座っていたら、先生は、「そのだるっとした感じがいいねえ」と。ああ、そういうほめ方があるのかと思いました。

髙橋　いつも緊張していた子が、その日はリラックスできていたのが、僕としては嬉しかったんだよね。不登校で素直な自分を出すことに大変なエネルギーを必要とする子が、自分自身とちゃんと向き合い受け入れられるようになってきていて、それがああいうリラックスした姿勢になって表れていたんだよね。

姿勢というものも内面を反映しているものだから、そういうことにもちょっと注目して、嬉しかったから伝えただけだよ。

青木　マイペースで時々一方的な関わりをして来るような自閉症のお子さんでも、「この子のとぼけたような感じがなかなかかわいいね」とか。

髙橋　そういうこともあるし。ほめようと思ったらほめることは山のようにある。

親が相談に来るときは、当たり前だけれど多くは子どもの困ったことで相談に来る、解決したいことがあって相談に来るんだよね。それは子どもの立場からすると自分のプライドを傷つけられる辛い話だよ。それを自分のそばで延々と続けられたら苦しいよね。子どもからすると、それはそうだけれど、そこまで言わなくてもいいんじゃないの、と（笑）

年齢や障害の有無に関わらず子どもは感ずるわけだよ。特に障害が重ければ重いほど、語の内容ではなくて話す語調や態度に反応するから。

例えば強い語調―鋭い怖い語調の中に時々自分の名前が出てくると、それは何か油断のならない話をしているということになるよね。そうすると突然怒る子がいる。子どもが話題に反応していることに全然気がつかないおかあさんやおとうさんもいる。

子どもは内容が分からなくても、自分のことを悪く言っていることはよく分かっているんだ。

時々あるのは、家でおとうさんとおかあさんが、自閉症の子どものことを、本人がそばにいるのに、二人で延々と話している。そのうちに子どもが怒り出す。そして、子どもが怒っている原因が話している内容にあることに気がつかない。そういうことが時々ある。子どもからすると切ないよね。

だからこんな展開になりそうな場合には、「困ってみえることはしっかりお聞きしますので、その前にケンちゃんのことで嬉しかったことや感心したことを二つか三つ言ってもらえませんか」とお願いする。一つだとありがたみがないからね。

そうすると、「う～ん…、ないです」と沈黙されてしまうことがある。それじゃ困るんだよね。「ない」というのは、自分の期待したことをやってくれたことはないという意味なんだよね。

そういうふうな視点で子どもと接していると、「最近のケンちゃんで、良いところはなかった？」と聞いても、パッと思い浮かばないんだよね。おとうさんもおかあさんも精一杯だからやむを得ないところもあるけれど。

だからそういうときには、例えば、「たまごボーロのつまみ方が上手になったね」、「前よりも座り方がいいね」とか言ってみる。

そして、「例えばこんなふうなところはない？」と聞くと、何か思い出して言ってくれる。両親が来ているときには、おかあさんにまず聞く。そしておとうさんに聞くと、結構答えてくれるんだよ。

「あります」とおとうさんが言ったら、「おとうさん、大きな声で言ってね」とお願いするんだ。子どもに聞こえるようにね。

そうするとそれからの相談事を子どもも受け入れてくれることがある。

青木　最初にこれは悪い話じゃなさそうだなという空気をつくることが大事なのですね。

髙橋　自分にも良いところがある、親が認めてくれているんだということは、親に対する安心感と信頼感を育むうえでまず大事。本題である子どもの問題についての親の相談内容についても受け入れやすくなる。主人公である子どもに相談に加わってもらいやすくなる。

小学五、六年生の子どもだったら、「おとうさんとおかあさんが、忘れ物や落とし物が多いことを心配しているけれど、そのことについて話をしていい？」と聞く。

子どもは、ほめられた後だと、しぶしぶだとは思うけれど「いい」と同意してくれることが多い。ほめられていないと、「忘れてねえ」とか「うるせい」とか言って反発をする。

だからそういうふうに子どもをほめてから、警戒して少し離れて背中を向けて聞き耳を立てている子に、「どうしたらいいか、おとうさんとおかあさんと君とで相談したいのだけど、いい？」と本人の意思確認をすると、背中を向けたまま、小さくうなずいて同意してくれる。子どもの気持ちをいつも大切に対応できたらと思っている。

青木　分からないから不安だということはありますよね。私などもモンゴルに行っている時に、モンゴル語は分からないけれど、何となく私のことを話しているのは分かる。これは何か困ったことが起こっているのかなあとか、何かアヤシイことをしてしまったかなあと不安になるので。

髙橋　だからそういうふうにしない。安心できることが大事。

繰り返し言うけれど、子ども主体だから、子ども自身の気持ちを大切にして、子ども自身の意向を尊重する━子どもを真ん中にして物事を考えていくというのが、やはり親も支援者も一番大事なことではないかと僕は思う。だから子どもにとって安心な環境を整えて━環境というのは人も含めてだけれど、その中で子どもを真ん中において、子どもの問題について、子どもの成長について一緒に考えていくようにしている。

そんなふうになっていくといいなあと思う。みんなも頭では分かっていると思うのだけれど、なかなかそういうようになりにくい。

子どもは自分を言葉で表現することが本当に難しい。説明できず誤解されやすい子どもの行動や気持ちを分かり、それを周りの人に伝えることが仕事かな。

青木　先生の診察に陪席していると、おとうさんやおかあさんもちょっとほっとしたような感じで、少し緊張が緩んで帰られる方が多いように思いますし。お子さんも来るのを楽しみにして、ここでリラックスしているお子さんが多いように思いますし。

髙橋　ここに来ると少し肯定的にみてもらえるとか、子ども自身も困っている問題があるから、それが何か少し解決に向けて道が開けるとか。もう一つは、おとうさんやおかあさんが自分に対して優しくなってくれるところだと。

そういうふうに環境を調整できるように努めている。ボク・ワタシ一人だったら、おとうさんやおかあさんに自分の気持ちが言えないけれど、ここに来て先生が少しサポートしてくれて、おとうさんやおかあさんに自分の気持ちが言えて、そのことを親が受け入れてくれたというようになっていくと、子どもが安心するし、親の方も、子どもがこんなことを考えていたのかと分かると、子どもとの関係が改善する。親自身が子どもに対して愛情と信頼が深まるということもある。そういう家族関係の調整もしたいんだよ。

青木　そういう意味では、先生はお子さんの通訳者でもあり、自閉症のお子さんから定型発達のお子さんへの通訳者でもありますよね。

髙橋　子どもは自分のことを言語化することがなかなか難しい。小中学生だけではなく、高校生になっても同じだよ。大人からみるとやっていることの意味が分かりにくい子どもの気持ちを、上手にまわりの子どもや大人たちに伝達する。一見分かっていないように思えるけれど、子どもはさまざまな意味で物事に反応し感じていて、日々成長している。そういうことをリアルタイムで感じてもらいたいんだよ。

子どものこころというものを大事にしないといけない。人としてちゃんとこころを持っていて、親や先生からすると遅々としているかもしれないけれど、少しずつ着実に成長していることを感じてもらいたいんだよ。

ここにはおもちゃがいろいろあるけれど、種類別に箱に入れてある。発達が幼い段階の子どもはボックスをひっくり返しておもちゃを全部床にあけてしまう。おかあさんはそれを見て、「先生、このとおりなんですよ。片づけが大変なんです。何度言っても分からないんです」と嘆く。

「それはそのとおりなのだけれど、よく見ていると、前に来たときには全部の箱をひっくり返していたよね。今日は好きなおもちゃが入っている箱だけをひっくり返して、そこの中から自分の欲しいおもちゃを探しているよ。それは、その箱に自分の好きなおもちゃがあるということが分かってきたということだよね。だからその箱だけを引っくり返したわけだよ。これは一つの成長だよ」、「箱をひっくり返さずに、沢山のおもちゃの中からも欲しいおもちゃだけを探すことは難しいことなので、まだできない。だけど気にいったおもちゃが中にある箱が分かっていて、それをひっくり返してでもいいから探すというのは、分かっていない段階からすると一つの成長なんだ。もうしばらくしたら、箱をひっくり返さないで箱の中に手を入れて探すという段階になるからね」などと子どもの行動の意味と成長の様子を解説するわけだよ。

その上で、もう一ランク上の探し方ができるようになるにはどうしたらよいかも具体的にアドバイスするのだけれど、そんなふうにしてやっていくと、おかあさんもそれなりに納得してくれたりする。

青木　同じ場面を見ても、成長しているんだなあというふうに見ることができるようになって、あまりカリカリしなくなりますね。

髙橋　一つ一つの行動に意味があるということを親御さんに分かってもらう。例えば靴を履くということでも、座って靴を履くという行動と、立ったまま履くという行動は、発達の段階が違うんだよね。右と左を間違えないで履くというのも。

だいたい三歳前くらいから床に座って自分で履くようになる。でも三歳の子どもはやっと自分の手で左右が分かり始める段階で靴の左右は分からない。だから、「普通でも立って左右を間違えずに靴が履けるようになるのは五歳だよ」と説明すると納得してもらえる。

青木「子ども精一杯説」を説明するのですね。

髙橋　そんなふうにして子どものことをよく分かってもらい、あせらないで子どもの発達や気持ちに合わせて無理のない育て方をしてもらえるといいなあと思っている。

そのためには子どもの発達と行動の意味がよく分からないといけない。

例えば、道順を変えると怒るというこだわり行動がある。これは発達的に評価すれば、目的地へのルートが分からない段階からすれば一段階上のレベルの行動なの。しかし、別のルートからも行けるということを知らないということ。そのために別のルートから行こうとすると不安になり抵抗する。

だからこの行動に対する適切な対応は行動を阻止することではなく、別ルートからでも行けることを体験的に教えることだと思う。

こういうふうにして—言葉にして表現できない子どもの気持ちを上手に代弁して、まわりの人に伝えて子どもとの関係を深めてもらう。

子どもの行動には意味がないのではなくて、こちらの理解力が不足している。意味が分かると子どもが一人の人間として精一杯生きていることが分かり感動と喜び、愛おしさが生まれる。そして発達や気持ちに即した子ども主体の「育ちの支援」になる。こんなことの繰り返しかな、していることは。

青木　行動の意味を分かってもらえると、お子さんもストレスが少なくなりますよね。

髙橋　そりゃそうだね。否定されることがなくなる。

青木　親御さんも安心するし、それがお子さんの安心にもつながるし。

髙橋　そうそう。良循環を生んでいく。そんなふうに子育てが展開していくといいなと考えているのだけれど。

子どもの似顔絵

青木　先生はお子さんに似顔絵を描いてあげることも多いですよね。あれはどうして始められたのですか？

髙橋　あれは喜ぶから。下手な絵だし、時間がないから顔だけだけれど。診察をしながら手軽に描けるのは顔だから。描いてあげると、たいていみんなとっておいてくれている。それはそれでうれしいね。

子どもも気に入ってくれれば、僕にも好意を持ってまた来てくれることになるし。

青木　以前、村瀬嘉代子先生のご講演で、関わりがすごく難しくてコミュニケーションが取れず、みんなが匙を投げていたケースのお話を聞きました。ある時、村瀬先生がその方の似顔絵を描いたことがきっかけになって、そこから少しずつコミュニケーションが取れるようになったとおっしゃっていました。

髙橋　抱えている問題やお互いの関係が難しい人というのは時々あるね。そんな人は誰にとっても支援が難しいことが多いけれど、それはその人の問題というより支援をする自分や支援サービスが十分に提供できない社会の未熟さ、限界を示していると理解したほうがいいと僕は考えている。支援者である医者としての自分自身の限界と考えている。

「先生はダメだから、よそを紹介してください」と言われることもある。このように愛想をつかされたら仕方がないけれど、そうでなければ苦しくても縁は切らないというのが僕の方針。

そうしているうちに、うまくいっていなかった問題の本質が分かり、ひょいと関係がうまくいく、深刻な状態や状況が好転することが結構あるんだ。
そういう経験が自分を高め忍耐強くもなり支援者としての器を大きくすることにつながっていく、くじけないことにもつながっているかなあと。難しい人は自分の限界を教えて、成長させてくれる良き教師と考えるようになった。

青木　それが先生のおっしゃる「先送り法」の一部ですか？

髙橋　今は解決できなくてもね。
深刻なケースというのは確かにある。僕は一定の時間しか付きあっていないけれど、本人と家族はそれを一日二十四時間、長い間にわたって抱えているわけだから、本当に大変だよね。でも人間というのは、誰かが自分のことを気づかってくれていると思うと不思議と自分をあきらめられない、見捨てられない、絶望できないものなんだよね。孤独になりきれない。絶望したことの一つの端的な表現が自殺ということだと思うのだけれど、関わり続けるとそういうふうにならないと僕は思っていて、実際そうなんだ。
だから難しいケースほど付き合い続ける。そうすることによってその人自身も自分を見限ってしまわないで、周りも見限らないで、忍耐しているうちに、ひょいと糸口がみえて好転するようになる。あの時の苦しみは何だったんだろうという時が来るんだよね。

髙橋　似顔絵の話にもどるけれど、子どもの似顔絵を描いてあげるときは、ちょっとかわいらしくチャーミングに描くことも大事なことなんだ。

青木　なるほど。絵だと家に持ち帰れるからお守りのようになりますね。

髙橋　だからだいたいおかあさんが大事にしてくれている。描いて渡すと、何枚もおかあさんの手帳からでてくることもよくある。十年くらい経っても持っていた人がいた。

それはそれでありがたいなあと。同じような意味で、子どもが描いた絵もこちらで大切にしている。

自分が描いた絵を持って帰りたいという子もいる。そのときには、きちんとした封筒に入れて渡す。素敵で大切な作品—君というメッセージを送りたいから。

初診で診断結果を説明するときは、説明内容を要約したものをきれいなメモ用紙に書いてそれを診察の終わりに親に渡すのだけれど、書く文章も肯定的で分かりやすい表現になるように気をつける。書いたものを、「はい」とそのまま手渡す人もいるかもしれないけれど、大事な内容なのだということをメッセージとして送りたいから、封筒に入れて渡す。

青木　そういうふうにしてお子さんたちの言葉をわかりやすく代弁していらっしゃるんですね。

髙橋　もちろん親の言葉も子どもに代弁するんだよ。親の気持ちが子どもに伝わらないこともよくあるからね。おとうさんやおかあさんはこんなふうに君のことを大切に思っているのだよ。だけどここだけは少し直して欲しいと言っている。君はそのことについて理解してくれるだろうか、受け入れてくれるだろうか、やっぱり嫌なのだろうか、というようなことをおとうさんやおかあさんに代わって伝えることもよくあるよ。

しかし子どもは意外とオープンクエスチョンに答えることは難しい。子どもとのコミュニケーションは答えやすい「クローズドクエスチョン」が役立つと思う。

例えば、「じゃあ、ちょっと違った言い方をするけれど」と前置きして、「①おかあさんの言うとおりにしたいと思う、②したくないと思う、③いやだけれど、やっぱりしないといけないと思う」というふうに二択や三択で意思確認をすることもよくある。そうすると、たいていは渋々だけれど、どれかを選んでくれる。「じゃ、しばらくそれでいこうか」となる。

こんなふうにして、親の気持ちを伝えることもよくあるね。

きょうだいへの配慮

それからきょうだいが来ることもよくある。乱暴をする弟のことで困っているおねえちゃんもいたり、自分の部屋に入って大切なものを引っかきまわす弟に腹を立てているおにいちゃんもいる。そういうときにはきょうだいの言い分もしっかり聞いて、一緒に対策を考えるということもある。きょうだいも大切だからね。

親よりもきょうだいとの付き合いが長いよね。だから一番長くつきあう肉親として、お互いに良好な関係を保ちながら人生を歩んでくれないかということも考える。

そうなるために、きょうだいにとって障害のある子どもがライバルではなくて、助け合う大切な存在としてイメージできるように、環境を調整したいと思うんだ。

障害のある子がいると親は殆どのエネルギーをその子に費やすことになるよね。そうするときょうだいは疎外された感じになることもある。寂しさや孤独を感じる。それを長く親に気づいてもらえないと、すねるとか、反抗するとか、障害のある子を拒否するとかというふうな展開になることも、少ないけれどありうるわけだ。そんなふうになるのはちょっと悲しいことだから。

　前にも言ったけれど、障害のある子どもがいることで家族みんなが人として育ち合う。そしてより仲のよい家族として成長していく。そんなふうな家族をイメージしながら、その方向に向けてあらゆる関係調整をするというのが支援者の役割だと思う。そんなわけで、きょうだいを大切にする、こころ配りをするんだ。

　そうするときょうだいの中で障害関係の医療、福祉、教育の仕事に就く人が何人も出てくる。それは自分の育ってきた環境を肯定しているということだよね。

　無理してそういう仕事に入ったのではなくて、それが自分に向いているからという感じで就く人も多いから、それはうれしい。

青木　そういうふうにご家族がお子さんのことがよく分かって、お子さんが安心できるように、親御さんの気持ちも伝わるように、ごきょうだいとの関係もうまくいくようにと心がけていくと、障害のあるお子さんも二次障害が起こりにくいのでしょうね。

髙橋　そう単純なものではないけれどね。

　子どもは社会から孤立して家族カプセルの中だけで暮らしているわけではないからね。やはり社会集団の中にも入って過ごしているわけだから。保育園、幼稚園、学校というところでもさまざまな適応上の問題がある。現場の先生方は一生懸命頑張っているけれど、子どもの特性に合わせた支援を長期間にわたり安定的に提供することはなかなか難しいことだよ。担任が替わった途端に調子が崩れたりする。子どもを受け入れる側の問題もある。

障害のある子の支援は長期間にわたり、さまざまな支援が必要になる。個人や一つの組織でできることは限られている。だから、「地域ぐるみで子どもの育ちと家族を支える仕組み」が必要になる。個々の医師や支援者の力量を高めるとともに地域の支援の仕組み、「発達支援システム」を整備する必要があるけれど、道半ばだね。

こんなわけで、さっき言ったようなことがうまくいけばすべてうまくいくというような単純なことではないね。だからあまり絵に描いたようなストーリーばかりではないけれど、途中に苦労はあっても逞しく仲の良い家族に成長していく例は山のようにあるよ。

9　療育の役割──発達支援と子育て支援

青木　療育の果たすことのできる役割を教えてください。
高橋　療育の役割は二つ、子どもの発達支援と親の子育て支援。
特に子どもが幼ければ幼いほど、子どもを親から分離して育ちの支援をするということはあり得ないから。子どもの育ちの支援と親の子育て支援はセットだよね。
それから大事なのは障害のある子のいる親同士の仲間づくり。これもとても重要なこと。自分の子どもに障害があると聞いたとき、「世界から自分たちの家族だけが取り残されたように思った」と言ったおかあさんがいたけれど、孤独を感ずるんだよね。

でも児童発達支援センターなどの療育機関に通うようになると、同じような子どものいる沢山の仲間と出会える。居場所ができる。一人ではないということを実感する。世界の中に存在してもいいのだという安心感と自己肯定感が生まれる。

仲間と出会うことで、共通の悩みや喜びが見つかる。自分自身がとても癒されたり、勇気づけられたりしていく。そして、今度は自分が後輩の親御さんの相談にのってあげたり励ましたりもする。人から与えられるばかりではなくて、人を支える体験を通して自己有用感も高まっていく。誇りと自信を持つことにもつながる。これも重要なことなのだよ。こんなことも含めて、通園療育ということ。

家族支援という面からいえば、家族のみんなに障害のある子のことや現在の福祉や教育の現状をよく理解してもらわないといけないから、家族参観日を設けておとうさんなどにも来てもらう。

僕が長く関わってきた豊田市こども発達センターでは祖父母参観日も設けている。おじいちゃんやおばあちゃんに特有の悩みや喜びもあるし、同じ立場の仲間に出会いたいのはおかあさんやおとうさんと同じだからね。

日本ではあまり注目されていないけれど、欧米では障害のある孫のいる祖父母研究が老人心理学や社会学の領域で結構行われている。

最近はおかあさんが働きに出ることも多いし、一人親も増えてきた。そんなこともあって日本だけでなくて、世界的にも親に代わって障害のある孫を育てる祖父母、ことに祖母が結構増えている。その人たちもなかなか大変なんだ。そういう人たちの悩みというものもきちんと受け止めないといけないと思って、祖父母参観日を設けて相談にものっている。

支援者は黒衣

青木　療育には、お子さんの発達をリードする上でもすごく大きな役割がありますね。

髙橋　リードといっても、そこでも原則はいつも一緒で、子どもの特性と発達のプロセスというものがあるから、それをよく理解した上で、ありのままを認めて子どもにとって無理のないように発達を支えるということ。

僕たちの役割は「黒衣」だよね。主人公はやはり子どもであって、子どもを自分や社会の期待しているように変えるということではなくて、子どもの特性と発達の段階をよく理解して、ありのままで健やかに育つように、付かず離れず少し後ろから伴走する。

だからサポートするときの問題は、積極的に介入することが必要なことと、しない方がいいことをちゃんと見分ける。それも大事なポイントなんだ。僕たちはどうしても介入・干渉しがちだけれど。

青木　放っておいてもいい問題というものもあるわけですものね。

髙橋　そこのところをよく分かることが大事で、余分なことはしない。「控え目な支援者」でありたいと思っているのだけれど。

青木　療育の支援者というのはプロの黒衣ということですね。

髙橋　親との関係も同じ。そのときも、こちらが何をしてあげるかということよりも、親が何を困っているのか、何を期待しているのかということをよく聞いて、それを実現できるようにサポートするのが支援者としての役割だと思うの。

こうなりなさいというのではなくて、理想的な親はこうですというのではなくて、「おかあさんはこういうことに困っているんですね。お子さんにこんなふうになって欲しいのですね。でも今はこういう段階だから、こういうふうにしていくと無理がないと思うのだけれど」と提案する。僕たちは「情報の提供者」で提案を受け入れるか否かは親が決める。

10 障害をどう考えるか

青木　高橋先生のお話をお聴きしていると、自閉症の子なら自閉症の子の定型発達のイメージがあって、それと定型発達の子の発達の二つの軸でみて、定型発達の子の発達でいうとこのくらいだけど、自閉症の子の発達でいうと順調というふうにみておられると思うのです。そういう見方について教えてください。

障害観　disorder、disability から difference へ

髙橋　それは障害観ということだと思う。

一般的には障害というのは正常から逸脱した、劣った状態ないしはよくない状態だという考えだと思うけれど、これは本人からすれば根本的な存在の否定だよね。

機能不全をきたした状態を障害と定義すれば、いずれの時期であれ人生の途中で病気や事故のために心身の機能不全をきたした人はその定義に当てはまる。

しかし、部分的ではあるが、生まれつき多数派と異なる機能特性のある人を機能不全になった人と同一視することについてはよく考えないといけないと思う。この人たちはいったい何を失ったのだろうか。多数派の機能を有する人と異なるからと、障害と呼ぶのは定義から逸脱しているように思う。

そう考えると、生まれつきの機能的多数派と少数派の関係は正常と障害、normal と disorder または disability ではなく単なる特性の差異（difference：以後、「特性の違い」）と考えたほうがよいのではと考えている。その違いは単なる発達的な多数派と少数派、マジョリティとマイノリティではないかと考えている。その方がより人間的かなと思っているのだよね。

長い間、障害をどう考えるかについては考え続けてきたけれど、こう考えるようになったのは二十年ほど前からで、二〇〇三年に「乳幼児期の自閉症療育の基本」（一六二頁を参照）を書いたときに初めて公にした。

こういう考え方はだんだんと国際的にも支持を得つつあるように思う。例えば自閉症の当事者たちは、自閉症は障害ではなくて、神経学的な多様性（neurodiversity：以後、ニューロダイバーシティ）の一つと主張している。この根底にあるのは「特性の違い」という考え方だね。この主張はＡＤＨＤや限局性学習症などでも受け入れられてきている。

元々この考えと言葉はオーストラリアの社会学者シンガー（Judy Singer）によるもので一九九

○年代の終わりに言い出したことなのだけれど、それが国際的な支持を得てだんだん広がってきた。シンガー自身が自閉症の特性のあることを認めていて、彼女の娘もアスペルガー症候群と診断されている。

今日の話でずっと根底にあるのは、「ありのままを認める」、「ありのままを肯定する」ということだよね。障害という考え方は逸脱しているとか劣っているという否定的なスティグマ性を持つ言葉で、そのままの存在としては価値がないということも含意しているわけで、それはやはり人間としては存在を否定されることだから、あまり楽しくない、よくないと思っているんだ。

違った考え方ができないかなあとずっと思い続けて、やはりdisorderやdisabilityという考え方ではなくて、ただ少し異なっている、多い少ないはあるけれども、人間には多様な存在様式がある、その中に自閉症という存在様式もある、ダウン症という存在様式もあるというふうに考えた方が、その人の存在そのものを丸ごと肯定することにつながって、その人も安心と誇りをもって生きることができるのではないかなと思うようになった。

それは、人間の共通の財産として生み出した基本的人権という理念にもかなった考えではないかと思っている。

発達的マイノリティの特性と標準発達

「正常」を一つと考えるのではなくて、沢山の正常がある。マイノリティにはマイノリティの正常――特性と標準発達がある。とりあえずそういうものを踏まえて一人一人の状態とニーズに合わせて、成長と自己実現を支援していくというのが僕たちの役割ではないのかなと、そんな考えをだんだん自分の中で成熟させてきたということかなあ。

そういうこともあって、子どもたちの発達を早期から克明に追跡するということをやってきた。

もちろんこの考えもまた誰かによって乗り越えられていくと思う。しかし、とりあえずは、現状ではより人間的かなと思っている。

発達障害のある人への医療と福祉の未来

ニューロダイバーシティという考えは学問の世界にも影響を与えてきている。研究者たちもある程度そういう考えに配慮して研究をするようになった。例えば最近、英国の研究者達は、自閉スペクトラム症（autism spectrum disorder）ではなく、自閉スペクトラム状態（autism spectrum condition）と表現するようになってきた。それは良いことかなと思う。

ただニューロダイバーシティという主張は少し狭いと思う。ニューロダイバーシティ運動の活動家たちが対象にしているのは知的な遅れのない自閉症、ＡＤＨＤ、限局性学習症、チック症などであり、知的な遅れのある人や染色体の異常のある人たちのことは考慮していない。そういう点では対象の範囲が狭いんだ。

だから知的な障害のある自閉症やダウン症などのある子の家族からはあまり支持を得ていない。あなたたちの主張は少し狭くて排他的ではないか、という批判がある。

それでは脳性麻痺や聾など身体障害のある人たちはどうかというと、その人たちも自分たちはやはり多様な存在様式の一つだという考え方をしていて、自分たちの障害が問題なのではなくて、多様な存在様式のままで受け入れないような社会のしくみが問題なのだと主張している。それが政策的にいえば障害の社会モデルとして理念化されてきた。

それまでは障害は個人の機能の問題であり、治療や訓練を通じて本人に働きかけ軽減・克服を図ることに主眼がおかれていた。いわゆる医療を中心とする個人モデルだよね。

それが、個人の育ちや機能の改善も重要ではあるけれど、多様なままで共生できない、自己実現ができない社会のしくみが主要な問題、障害は社会のシステムにあるという考え、社会モデルに考えが変わってきた。

それが国際的にも支援を得て二〇〇八年の国連の障害者権利条約の成立につながり、日本の二〇一一年の障害者基本法の改正に引き継がれてきた。

けれどもその主張を世界の共通認識にしたのは、主として身体障害の人たちの力によるところが大きい。

発達障害や知的障害の世界では、建前的には同じ理念に立っているけれど、そこのところはまだすっきりはしていない。でもそこのところをきちんと筋を通していった方がいいんじゃないかと思っている。

「特性の違い」というのは、知的な遅れのない自閉症やADHDの人のことを言っているだけではなくて、ダウン症やソトス症候群のなど生まれつきの多数派の定型発達とは違った特性のある人たちはみんなそうなんだと、僕自身は思っているんだよね。

だからダウン症の人を多数派に近づけるという考えではなくて、ダウン症のままでその標準発達を参考に―ダウン症の中でも個人差があるから、基本的には一人一人がそれぞれの人生を生きるわけだから、一人一人の心身の状態、特性、発達、願いをよく踏まえて自己実現をオーダーメイドで支援をする。そういうふうな支援思想と技術の体系に変えてく必要があると考えている。

青木　マイノリティの人たちの標準発達というものを学ぶことが、よりよく支援していくために大事なのではないかと思うのですが。

髙橋　それはそうだよね。マジョリティの標準発達をマイノリティの人たちに当てはめると、どうしても劣等とか逸脱ということになり、多数派に近づけるという考え方をぬぐいきれない。

マジョリティの標準発達と似ているところは沢山あるけれど、部分的に異なっているところがある。そこのところをきちんと押さえて、マイノリティはマイノリティの発達という筋できちんと評価をしてサポートをしていく。

これは方法なのだよ。ある一つのコンセプトにしたがった支援の方法論。その方法に従って学問なり臨床なりが再編成されていくことを期待しているし、世の中はだんだんとそちらの方に動いている。十年か二十年したらかなり変わるのではないだろうか。

青木　未来は少し明るいという感じですか？

髙橋　おおいに明るくなってきたと思う。

インタビューを終えて

　このインタビューは、大人の精神科診療に従事していた私が、子どもの診療について髙橋先生の元で何回か診察に陪席するうちに、髙橋先生の診療のエッセンスをもっと教えていただきたいと思ってお願いしたものです。これから子どもの診療を学ぶ者の視点で、初診、診断、支援のあり方について、また診察への陪席を通じて疑問に思っていたことについて、率直にお尋ねしました。

　髙橋先生の診察への陪席は二〇一五年ごろからさせていただいたのですが、当時は、ちょうど、〝大人の発達障害〟が社会的にも大変注目されるようになった頃でした。「自分は発達障害ではないか」とおっしゃる患者さんや、コミュニケーションの不得手さなど自閉スペクトラム症様の特徴がある患者さんに出会う機会が多くありました。しかし、その特徴は診断できるほどはっきりしていないことが多く、臨床現場も混乱していたように思います。そのような中で、子どもの診療に興味を持つようになりました。

　髙橋先生の診察では、子どもさんの診断の根拠となる所見がとても明確に把握され、さらには、子どもさんが無理なく育っていくための助言がとても分かりやすくご家族に伝えられていました。診察への陪席と髙橋先生への質問を通じ、それまでバラバラに存在しているように思っていた、対人関係やコミュニケーション等における自閉スペクトラム症の特徴が互いに密接に関連しており、全てが一体となってある自閉スペクトラム症の発達段階を示すのだということに初めて気づかされました。まさに目から鱗が落ちる経験でした。

しかし、それらを超えて、私が髙橋先生の診療から学び、今もって私の診療で大切にしていることは、〝診療の場を患者さんやご家族にとってホッとできる場にすること〟、〝患者さんだけでなくご家族まで含めて支援すること〟といった、支援の人間的な側面です。髙橋先生の診察に来られた患者さん・ご家族が、診察の後には少しホッとした表情で帰っていかれるのがとても印象的でした。

長年の診療の積み重ねによる貴重な知見を惜しみなくお話しくだった髙橋先生に感謝申し上げます。これから子どもの診療・支援に携わりたいと志す者が感じるハードルを大きく下げてくれるような、分かりやすく、かつ本質に沿った説明をしていただきました。

考えてみますと、子どもの診療・支援が難しいと感じるのは、子どもが言葉で内的な体験やニーズを語ることが少なく、大人の支援とは異なる視点が必要となるからなのでしょうか。このインタビューからは、そういった子どもの支援や診療に携わる際の視点そのものも感じていただけるのではないかと思います。読者の皆様に、このインタビューを通じて、髙橋先生の診療を追体験していただき、その明確な自閉スペクトラム症の発達理論と温かい支援観に触れていただき、診療・支援の一助としていただくことが出来ましたら、インタビュアーとしてとても嬉しく思います。

二〇二二年三月

青木　藍

第2部

論文・エッセー

一九九九年〜二〇一八年

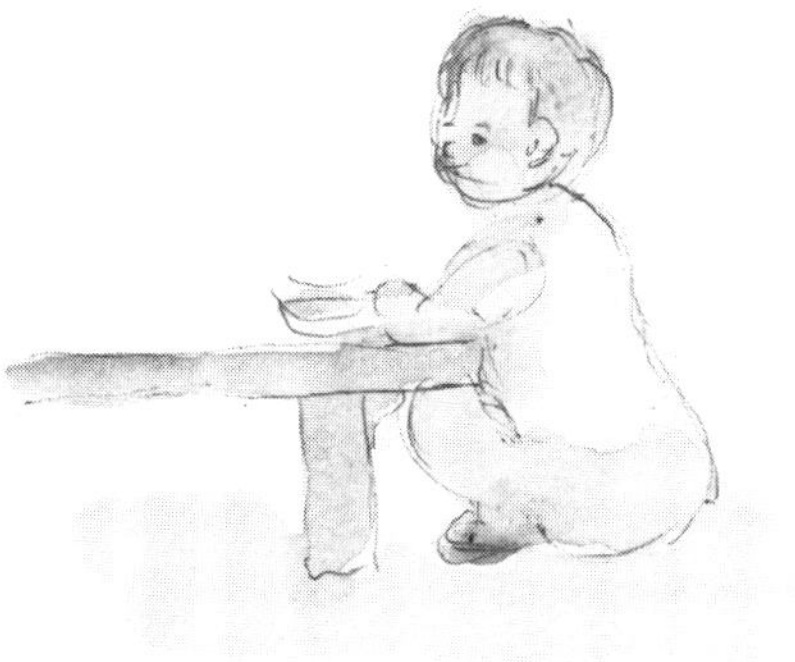

「精一杯」説

（二〇一二年）

子どもの臨床を続けて四〇年。「子どもは、ひたすら精一杯生きている」とつくづく思う。余裕がないのである。どうしてだろうと考え始めて、長い。

アンリ・ワロン（フランスの発達心理学者で児童精神医学者）がヒントになった。主著『子どもの精神的発達[1]』を、「子どもは自分の児童期を生きることしかできない」という言葉で始めている。これを、「子どもはひたすら現在を生きることしかできない」と勝手に読み替えた。それでは大人はどうか。良くも悪くも、「大人は、過去に満ちている」と思う。

子どもは、幼ければ幼いほど経験が乏しい。学童期や青年期の子どもは、乳幼児に比べれば生活・社会経験は豊かであるが、それとて限定されたものである。些細な通学団でのいさかい一つで、順調に登校していた少年が登校しぶりを起こしてしまう。大人からみると取るに足りない小さなことがらでも、このような事態に初めて出会った彼にとっては一大事なのである。大人は、蓄積されたさまざまな経験を活かして自分や周囲に適応している。これに対して、過去の乏しい子どもたちには活かすべき経験がない。毎日が未知との遭遇ということになる。ハラハラドキドキしながら、ひたすら精一杯生きるしかないのは道理である。

しかし、未知との遭遇はピンチでもあるがチャンスでもある。肝試しが怖いから恒例の宿泊学習に参加したくないと言い張る五年生の少年が、ちょっとしたアドバイスに支えられて、何とか参加をして帰宅する。そして、いかにも一つの山を乗り越えた安堵感といささかの自信とともに診察に現れる。主治医は「さすがだなあ」とそれとなくつぶやき、そばにいるお母さんと顔を見合わせる。それからは、なぜか単独での外泊を怖がらなくなり、誘われると参加するようになる。恐怖心を乗り越え、好奇心と自信が膨らんでいく過程をともにできるのは楽しいものだ。

繰り返される日々の未知との遭遇において、子どもは恐怖心と好奇心の間を揺れ動く。未知との遭遇が挫折の連続であれば、無力感と絶望、周囲への恐怖、人への不信が累積されていくことになる。逆に成功体験が積み重なれば、自信と希望、周囲への安心、支えてくれた人々への信頼が蓄積されていく。恐怖心を乗り越え、苦労して課題を達成したならば、その達成感は大きく、たくましさも育つことであろう。適度な恐怖やつまずきは回避させるのではなく、上手に乗り越える体験をこそさせてほしい。自分の限界にしばしば直面させられるのが人生だからである。

さて、精一杯、ハラハラドキドキしながら生きている子どもに、大人はどうかかわるか。先のワロンは、「子どもは自分の児童期を生きることしかできない」に引き続いて、「児童期を認識するのは大人のすることである。しかし、この認識において何が優位を占めることになるのか。大人の観点か、それとも子どもの観点か」、と問いかける。発達心理学や児童精神医学の黎明期、一九四一年のことである。

それから約七〇年、私たちの社会は発達障害（発達障害者支援法による）、児童虐待、うつ病、心的外傷後ストレス障害（ＰＴＳＤ）、両親の離婚など、子どもの発達やこころの支援を必要とする課題や状況に直面している。筆者が年をとってきたこともあろう、子どもたちの長い人生を考えると、痛々しいのである。子どもは、いつの時代でも大人に依存した存在であり、大人と異なり現実から逃げることができない。私たちは子どもをどのように理解し、どうかかわるのか、よくよく考えねばなるまい。子どもは育てるのか、育つのか、それともそのいずれもか。子どもにかかわる者は、しばし立ち止まり、みずからに問うてみたい。育てると考えているならば、子どもは無能力な存在で、教えねばならないということになるであろう。育つと考えれば、育ちの筋道を知り、それを踏まえて発達を支えるということになる。さて、いずれに重きをおくか。

筆者は長年かかわってきて、育つのだと思う。子どもは、睡眠、運動、注意、ことば、遊び、感情、生活習慣、親子関係、友達関係、自分についての認識など、あらゆる機能において発達し変化していく。しかし、一歳六か月の息子が食事をするときに、スプーンで上手にすくえず食べ物をこぼすと、腹を立ててしまうお母さんがいる。小学四年生の注意欠陥・多動性障害（ＡＤＨＤ）の子が宿題を一人でしない、と嘆く先生もいる。いずれも、無理というより、期待するには発達的に時期尚早なのである（ADHDのある子が宿題を一人でするようになるのは、中学生くらいになってからが普通である）。親が亡くなったときの死の理解や受け入れ方にしても、発達によっておおいに違うのである。すべからく子どもの発達や個性・特性に即してかかわり、育ちを支えたいと思う。

ワロンが「大人の観点か、子どもの観点か」と問いかけたのは、「子どもは短期間のうちに目覚ましく発達・変化していく存在だ。まずそれをよく知り、かかわろうよ」と言いたかったからではないかと思う。大人は、誰しも子ども時代を経過して今に至っている。それゆえに子どもについて知ったつもりになっているかもしれないが、実は子ども時代は忘却の彼方である。お父さんやお母さんも含め、子どもにかかわる人に今必要なのは、改めて子どもについて、ことに子どもの発達について学び直すことではなかろうか。さすれば、精一杯生きている子どもが見え、愛おしくも素晴らしくも思えてくるに違いないし、無理をしないで育ちを支えることにもなる。そんな子ども支援が満ちあふれる社会を夢みている。

〔引用文献〕

（1）アンリ・ワロン（竹内良知訳）『子どもの精神的発達』人文書院、一九八二年

乳幼児期の自閉症療育の基本

（二〇〇三年）

はじめに

発達障害児と呼ばれる子どもたちへの研究と療育（発達支援）の進歩は目覚ましい。自閉症（以下、他の広汎性発達障害を含む）やダウン症候群など比較的頻度の高い障害のみならず、ウィリアムズ症候群やプラダー・ウイリー症候群のような稀な障害についても、通常の子どもとは異なるユニークな身体・精神医学的特徴や発達経過の詳細が明らかになってきている。

療育の観点からは、障害児と呼ばれる子どもたちは正常から逸脱や遅滞した不十分な人間的存在ではなく、それぞれ独自の特徴と発達経過を辿り健やかに成長する「発達的マイノリティ」と考えるのが妥当であろう。多数派である普通児の発達特性と経過を唯一の正常（理想型）とし、その状態に近づけることを療育の原理とするのは止めたほうがよさそうである。

多様な正常発達があり自閉症のある子（以下、自閉症児）はその発達特性と経過に沿って健やかに成長すれば、それも正常発達の一つと考えたい。そのように育ちを支援するのが療育と考えるのが人間的なように思われる。

以上のような障害観と療育観に従い、自閉症児の乳幼児期の療育について論じることにする。

自閉症研究の歴史と療育

自閉症児の療育を行うためには、自閉症について理解する必要がある。

一九六七年にマイケル・ラター（英国の児童精神医学者）が自閉症の心理学的障害の本態は言葉の問題にあるのではないかという説（言語障害説）を提唱して以来、発達神経心理学的研究が重ねられてきた。その結果、自閉症は知的機能としては機械的記憶力に優れ、意味の理解が苦手であること、認知的には聴覚系より視覚系が優位であることなどの特徴が明らかとなっている。

コミュニケーションについては、ラターが言語障害に着目したこともあり、言語機能から始まり、プロソディー（韻律）、ジェスチャー、表情などさまざまなコミュニケーション手段（記号）に研究領域は拡大し、いずれにおいても意味の理解や表現が通常の子どもとは異なることが明らかとなってきた。一九八〇年代後半に入ると、いわゆる語用論革命の影響によって、自閉症研究においてもコミュニケーションにおける文脈の重要性が認識されるようになり、高機能自閉症を対象とした語用論や社会的認知の研究も進められ、その理解の遅れも明らかとなってきた。ここにきて自閉症は言語をはじめとしてあらゆるコミュニケーション手段について理解と表現が苦手であり、自閉症の心理学的障害の中心はコミュニケーションの問題にあることが明らかとなったように思われる。

コミュニケーション研究と平行し一九八〇年代中葉からは、認知発達論的立場から改めて母子の愛着や同胞・同輩関係など対人関係とそれに関連した模倣や動物とのかかわりといった研究も行われるようになった。これらの研究でことに重要であったのは愛着の研究である。ピーター・マンディーとマリアン・シグマンらは養育者への愛着行動について研究し、自閉症児にも愛着行動が認められることを明らかにした。筆者も自閉症児の迷子の研究において同様の行動を確認するとともに、愛着の発達過程の素描を試みている。

いずれにしても対人関係の研究で明らかとなったのは、通常とは異なる面があるものの、自閉症児の対人関係を形成・発展させる能力である。自閉症児も他の子どもたちと同様に、さまざまなコミュニケーション手段を介して、絶え間ない人との関係の中で影響を受けながら学習し自己形成をしていくということである。これらの重要な知見は次第に療育にも取り入れられ、近年は「愛着関係の形成・発展に配慮しつつ、認知やコミュニケーション特性を踏まえ、発達段階に沿ってスモールステップで支援する」といった無理のない療育方法論が定着してきたように思われる。

乳幼児期の自閉症療育の基本

療育とライフステージの関係を考えると、各年代に共通する原則と各年代特有の課題に分けられる。共通する原則とは、変わらぬ自閉症の認知・発達特性を踏まえてかかわるということである。各年代に特有の課題とは、人の生物学的発達とその年代に期待される社会的要請により規定される課題である。乳幼児期特有の課題としては、健康、規則的生活、安定した親子関係の形成、基本的生活習慣、基礎的なコミュニケーション能力、遊び、同輩関係、集団生活での適応などがあげられる。このように原則を踏まえながら年代特有の課題に対応するのがライフステージに即した療育といえる。

(1) 発達の正確な評価とスモールステップの課題設定

自閉症児を含め子どもは発達的存在である。発達には各領域ごとに段階があり、基本的には段階に沿って順次発達していく。したがって療育は子どもの発達段階を正確に評価することから始まる。次いで短期間で達成可能な次の発達段階を課題として設定し、努力する。この繰り返しが療育の基本的方法である。十分かかわったにもかかわらず、予想したように成長しなかったならば、発達の評価を誤ったか、設定した課題が困難なものであったかのいずれかであるので、再検討してみたい。

普通の子どもの初期発達については運動、言語、対人関係、基本的生活習慣、遊びなど基礎的な領域のみならず、描画、文字や計数、対人認知、コミュニケーション規則などさまざまな領域において発達・習得過程が明らかとなってきている。自閉症の発達は、通常の子どもを基準とし比較すると、不均等であるのが特徴である。運動発達や機械的記憶力、構音などの発達に比較して、言語理解や対人関係などは遅れる。津守式乳幼児精神発達検査、遠城寺式乳幼児分析的発達検査、田中ビネー知能検査などを用い、定期的に各領域の発達段階や知能水準を把握しておくことが重要である。ことに自閉症児では信頼関係の形成とコミュニケーションを考えるとき、音声言語理解水準が鍵となる。言葉の理解がどの発達段階・月年齢にあるのか正確に把握しておくことが最も重要である。療育は各領域それぞれの発達段階・月年齢に合わせて取り組むのが原則であり、子どもと療育者（養育者も含む）の双方にとって無理がない。

自閉症児が発達的マイノリティである所以は、発達の不均衡性とともに、多数派の子どもとは異なった発達過程を部分的に辿ることやユニークな行動を認めることである。視覚優位の認知特性と関連し、言語表出が一語文段階から文字や数字を読みだす子がいる。バイバイのジェスチャーが遅れるだけでなく、逆手で相手が立ち去ってしまってから下方に向けてしたりする子がいる（しかし、しばらく経過を追っていると名詞の理解や人の模倣が可能になる頃になると通常のバイバイをするようになる）。活動的で同一性保持傾向の強い子では反響言語が長く続く。高機能自閉症児も含め二歳過ぎから横目をしたりクルクル独楽のように回転をすることが多いが、三歳頃をピークに少しずつ減少していく。物の一列並べやジグゾーパズル、トイレ観察への没頭などもしばらくすると卒業し、新たな対象へと関心は移っていく、などである。

これらの行動は、多数派の幼児期行動や発達過程を基準に評価すると異常や病的ということになるが、自閉症児としては正常な発達現象である。自閉症特有の発達過程をよく理解しそれに即してかかわることが肝要である。

(2) 愛着・信頼関係の形成

乳幼児は信頼できる大人に支えられて、周りの世界が安全であり信頼できると感ずる。信頼感に支えられて探索が始まり、学習が進む。信頼している人だからと指示された規範を受け入れたり、行動モデルとしてみずからの中に取り入れていく。子どもの初期発達段階における身近な大人、ことに主養育者との関係の重要性は自閉症児についても同様であり、すべての療育の前提である。自閉症児と主養育者の関係がその発達過程に沿って健全に育つよう配慮したい。ところで愛着関係とはさまざまなコミュニケーションを通じて体験を共有し、お互いの対象イメージを形成していく過程に他ならない。したがって、子どもが共有できるコミュニケーション手段とレベルの選択がきわめて重要である。

自閉症児の愛着関係とその過程で形成される対象イメージの発達は通常とは異なり、「混沌」から始まり、「道具」、「快適」、「依存」と進み、最後に「自立」へと至るようだ。幼児期早期の自閉症児は周りの世界が自分にどのように関係するのか、他者は自分にどのような役割をしてくれる存在なのか認識できず、自他のイメージは混沌としている。

クレーン現象（大人の手を取って自分の要求を伝達すること）も認められない混沌段階の子どもとは、便利な道具といった役割イメージを目標に本人の気持ちや欲求に沿って、道具段階を目指してかかわるのが妥当である。要求を充足してくれる対象として認識するようになった道具段階の子に対しては、身体接触遊びや大型遊具遊びなど快適な感覚体験を共有できるようなかかわり遊びを通じて、快適な存在としてのイメージが定着するようにしたい。快適段階の子には主養育者と短時間分離を行い、分離時の不安と再会時の安堵感を体験できるよう援助したい。

このような体験を通じて、依存心が次第に芽生え、安定した依存段階に移行していくようだ。依存段階に達すると、叱られると素直に従ったり反抗しても後で顔を覗き込みに来るなど自分から和解を求めるような行動が認められる。また、主養育者を確認しながら行動し迷子がなくなるか、迷子になっても再会時泣きながら走り寄り、抱かれてほっとしたような行動（安堵反応）が認められる。依存段階になると、分離不安や見捨てられ不安が高まるので、分離は慎重に行う必要があり、指示や注意も穏やかにする必要がある。

このような経過を辿り主養育者との関係は発達していくので愛着の段階を評価し、関係が深まるよう適切に援助したい。

(3) コミュニケーション

あらゆるコミュニケーション記号の理解と表現の苦手な自閉症児は、滞在している国の言葉や文化が理解しにくい外国人に譬えられる。外国人とコミュニケーションを行うとき、相手の言語能力ことに理解能力に合わせてかかわるという原則は自閉症児にも妥当する。コミュニケーションは言語理解の到達度に合わせ、次の段階を目標にかかわると無理がない。言語理解の発達過程は自閉症児と一般の子どもとの間に大きな違いはない。

たとえば、通常子どもは五か月になれば呼名に反応し、七か月になると禁止の語調を理解し、九か月になると視覚的な手がかりがあれば簡単な言語指示に応ずる。一〇～一一か月になると「ドア、閉めて」などの選択肢が二つ（「開けて」と「閉めて」）ある指示を聞き分け従えるようになる。一歳になれば名称理解が可能となる。言語理解水準が二歳以下の場合には、数か月高く評価しただけでコミュニケーションが成立しなくなるので、ことに厳密でありたい。認知発達が視覚優位であるので絵や写真、文字などの視覚記号が認識できる段階の子にはコミュニケーション媒体として積極的に活用したい。また前述したように一語文の段階にもかかわらず平仮名を読めるようになる子がいる。これは自閉症児では言語発達過程で認められる正常な現象の一つである。子どもが興味を示せばこの段階から文字を教えても良いであろう。高機能自閉症の標準的な発達経過として、幼児期後半になると言語表出機能が三歳レベル（助詞を正しく用いた三語文以上の言語表出能力）以上に達するが、同じことを何度も質問したり、一方的に話しを止めて立ち去るなどの語用論的な問題、遊ばせてもらった友達の家から帰る時に土産を要求するなど社会的ルール理解における未熟さが目立ってくる。これらについても、問題が発生した場面で随時繰り返して教えていくと、得意な機械的記憶力に助けられて、次第に必要な語用論的原則や社会的ルールを学習し、学童期中期頃までには多くの子は社会的に適切な行動がとれるようになるようだ。

(4) 規則的生活・生活のパターン化

子どもは日常生活の出来事を連続したものとして関連づけ次第にパターン化し、見通しのある生活が可能になっていく。しかし、幼児期前期の多くの自閉症児や知的発達が乳児期にある自閉症児は生活の流れがパターン化できず、しかも愛着段階も初期段階にあるため、混沌とした世界の中で不安な毎日を過ごすことになる。子どもの日課を少しパターン化し、生活に見通しが感じられるようにしたい。幸い自閉症児は機械的記憶力は良好であるので反復する間に生活パターンは身に付き、パターンが変わったり崩れない限りは落ち着いた生活が可能になる。自閉症児の同一性保持傾向を示す代表的な行動に道順への固執がある。多くは改善すべき行動として否定的に語られるが、この行動も道順が認識できない前段階の自閉症児から見ると発達した姿と肯定的に評価したい。

一つの行動パターンに固執する子に対して適応性を高めようと、パターンを崩そうとするのは、元の無秩序の世界に子どもを戻すことに他ならない。抵抗する自閉症児の行動は理に叶っている。見通しをもって生活できるためには、まずは一つの行動パターンができることが重要である。パターンが安定したら、適応力を高めるためにすべきは、パターンを崩すことではなく、少し変更したり新たに一つ増やすことであろう。しかし変化に弱い自閉症児である。生活に変化を加える場合には慎重に対応したい。

信頼できる大人が側にいて反復して説明したりするなどして、パターンの変更を理解できるようにするとともに、変化に耐えられずパニックを起こすようであれば気持ちを支えたい。相互の絆を深める良き機会ともなることであろう。

(5) 基本的生活習慣

基本的生活習慣を身に付けることは自由で自立した生活の基盤であり、乳幼児期の重要な課題の一つである。基本的生活習慣を躾けるときの原則はスモールステップである。取り組みは通常の子どもと同様に最も習得の早い食事動作から始めると無理がない。その順序はストロー、コップ、スプーン、箸である。次いで排泄と衣服の着脱に取り組む。

自閉症児がトイレで排泄が可能になるのは、小便で三〜四歳、大便は四〜五歳が標準的であるので、これらの時期に可能であれば正常である。トイレットトレーニングは、後始末はトイレという特定の場所で行うことを理解してもらうことから始めると抵抗がない。衣服の着脱についても習得に順序性があるのでそれに従って行う。最初はパンツ・ズボンを脱ぐ、次いで穿く、以下はシャツ・上着を脱ぐ、着る、ボタンを外す、はめる、衣類の前後を確認して着る、裏表を確認して着るという順序である。これらの課題については三〜四か月して期待していた成果が出ないようであれば、設定した課題が高度である場合が多いので再評価を行う。

スプーンでの食事摂取課題に取り組み、効果が上がらないばかりか、食事の準備が始まると訓練されるのを恐れてパニックを起こすようであれば、療育の基本である子どもとの信頼関係が悪化するので数か月は中止し、別の課題に切り替えると良い。自閉症児は、始歩が二歳を過ぎるような運動発達に遅れが認められるような子どもを除き、摂食機能には問題はないが、多くに偏食が認められる。一部は乳児期から始まる場合もあるが、離乳食が終わる頃からが多い。偏食にはさまざまな理由があるが、多くは苦手な食品や料理も学童期中期頃には食べるようになるので、いたずらに強制する必要はないばかりか、そのような方法は子どもとの関係を損なうので勧められない。調理法を工夫したり、少量から勧めるなどの方法で行っていくのが実際的である。

(6) 同胞・仲間関係

同胞や同輩など子ども同士のかかわりを通じて相互の愛着が形成され、さまざまな学習がなされていくことは自閉症においても変わりがない。しかしながら、関係が深まっていく過程や親密な友達ができる時期・人数などには違いが認められるようだ。

自閉症児も大人との関係が快適から依存段階に移行する頃から、徐々に子どもに関心が芽生えるようになる。通常はかかわりは年長同胞から始まり年少同胞に広がる。保育園などに入園すると、夏頃までにはコミュニケーションの苦手な自閉症児に不即不離の関係で接してくれる穏やかで優しい年長または同年齢児（多くは女児）のかかわりを受け入れるようになり、次第に関係が広がっていく。子どもに関心を示し始めたことを示唆する行動としては、接近を嫌がらなくなる、玩具を取られると取り返そうとするなど争えるようになる、追っかけられることを喜ぶようになるなどが挙げられる。その後、髪を引っ張るなど相手の嫌がることをして反応を楽しむ時期を経過する子もいるが、自閉症児としてはこれも正常発達の一過程と考えたい。一通り注意して様子を見ていると、手加減ができるようになるなど適切なかかわりに変化していく。

子どもへの選択的愛着が始まり仲良しができ始めるのは、高機能自閉症でも早くて五歳頃からであり、大半は少数の友達で満足しているようだ。遊び場面における交友関係については通常の子どもと同様で、独り遊び、傍観遊び、平行遊び、連合遊び、協同遊びの順序で発達していく。独り遊びの段階にある子は親との愛着段階が道具段階以下であり、子どもとのかかわりより親や療育者など身近な大人との関係を深めることが必要な時期といえる。

いずれにしても、同胞や仲間との関係は先に述べたような経過をたどり関係が深まっていくので、子どもの関係の発達段階に沿ってかかわりを調整したい。

(7) 遊び

子どもの遊びの対象は物(自己身体も含む)と人である。自閉症児の遊びの特徴は物での独り遊び(対物遊び)が多く、人とのかかわり遊び(対人遊び)が少ないこと、遊びの内容と種類が限定されやすく広がるのに時間が掛かることである。遊びにおけるかかわりの原則は独りでの対物遊びに加え、子どもの遊びの水準を考慮しながら、対人遊びも楽しめるよう援助することである。言語理解が乳児期の発達段階にある子は、もっぱら自己刺激的な感覚遊びを楽しむ。寝そべってミニカーを動かしタイヤを眺めたり、前屈みになりダッシュを繰り返したり、物を舐めたり、バレリーナのようにクルクル回転したりしている。道具を機能的に扱うことはできない。愛着関係の発達は道具段階までであり、大人が遊びに介入することは好まない。この段階にあっては、玩具を媒介とした三項的な対人遊びは楽しめない。初期段階の対人遊びとしては二項的な対人遊びが適当であり、快適な感覚体験をともに楽しめる「高い高い」や擽《くすぐ》り遊びなど身体接触遊びが喜ばれる。

機能的遊びや表象的遊びが少しできるようになった段階の子でも、愛着段階が道具から快適段階の子の場合には介入を拒否されることが多い。パズルボックスやプラレールで遊んでいる場面で遊びに加わろうとしても、かかわる大人の介入意図を理解することが困難なこともあり、邪魔をされると誤解し、かかわりを拒否される。これらの遊びは「独りで楽しみたい遊び」でもあるようだ。このような段階では、やはり三項的な遊びを楽しむのは難しく、身体接触遊びや滑り台など感覚体験を共有できるような遊具遊びを中心にすると良い。

自閉症児の遊びについては種類が限定され広がらないことも問題にされる。果てしなく続くことを心配し、遊びを禁止する人もいる。しかし経過を見ていると、乳児期段階の感覚遊びを除き、熱中していた一列並べ、道路標識、トイレ観察、アニメ映画などへの興味もやがて薄れ、次の対象に関心が移っていくようだ。関心を示してから飽きるまでの期間は基本的には知的な発達と関連し、発達が良好な子どものほうが短時間で遊び尽くす（学習が終了する）ので、夢中になる期間は当然短い。

いずれにしても、感覚遊び以外の遊びについては遊びを無理に止めさせるより、むしろ積極的に勧め早く卒業させるのも一案である。

⑻ 保育園・幼稚園

自閉症児も、子どもとのかかわりを通じて発達が促進される時期になれば、保育園や幼稚園への入園を考えたい。就園する時期は子どもの発達段階のみで決められるものではないが、子どもの発達段階を考慮すると、大人の簡単な指示が理解でき、他児のすることへの関心が芽生え模倣ができるようになれば、就園する時期といえる。他児の模倣が可能ということは、子ども同士のかかわりを通じてさまざまなことを自ら学習することができることを意味しており、統合保育が発達的に無理のない妥当な時期であるといえる。高機能自閉症では三歳になると、多動で感情の統制がまだ未熟な一部の子どもを除き、大多数は就園する。知的障害を伴う場合には四～五歳で就園することも多い。

新しい環境が苦手な自閉症児にとって入園後の生活は戸惑いの連続である。当初は保育室への入室を拒む、給食が食べられない、トイレでの排泄を嫌がるなどの行動がよく認められる。帰宅しても何となく落ち着かず突然に癇癪を起こす。盛んに独り言を言ったり横目をしたりする。いずれも環境に変化があったときのストレス反応である。混乱が深刻になると一日中不機嫌で、入眠時刻も大幅に遅れ、やっと寝ついても夜中に突然起き出し泣き出すようになる。

入園当初は、担当保育者は子どもの安全基地となれるよう行動したい。子どもの言語理解レベルに合わせてコミュニケーションを心がける。各生活場面での行動を少しずつパターン化し、園生活の流れが理解できるようにする。園内の様子がわかるよう付き添ってくまなく探索する機会を与える。このような対応をしていくと、遅くとも六～七月頃までには一通り園生活に慣れていくようだ。慣れてきたことを示す行動は、好きな食品なら給食を食べる、トイレで排尿をする、帰宅後も落ち着いて過ごすなどである。

一般に子どもは好奇心が旺盛で変化を楽しむが、新たな状況の理解が困難な自閉症児は変化が苦手であり恐怖心を抱くことが多い。運動会や発表会などの行事も自閉症児にとっては、はなはだ理解しがたい状況であり混乱の原因となる。一度体験した恐怖は記憶力の良い自閉症児の心に長く留まり、解放されるのは容易ではない。自閉症児を新たな体験に導く時には「恐怖心を取り除き、安心感と好奇心を育む工夫」を怠らないようにしたい。最初は環境になれ内容を少しずつ理解することを目的に、信頼している保育者の側でゆっくり観察できるよう配慮したい。恐怖心が和らぎ安心感や好奇心が芽生えてきたら、保育者が付き添い演技に部分的に参加させる。このような順序で行事に導入すると子どもの気持ちにとって無理がない。

おわりに

乳幼児期自閉症児の療育の原則と実際について述べた。自閉症児はさまざまな不思議な行動を示し療育者を戸惑わせ、悩ませ、そして感動させてくれる。耳朶《みみたぶ》を触りに来たり、間近に人の目を見つめたりして困惑させられるが、よく観察していると気に入った相手にしかしないことに気づかされる。ユニークな愛着行動の一つであることがわかり、納得し喜んでその行動を受け入れられるようになる。

ドッジボールに加わりたくて、子どもたちには聞こえるはずのない遠くから、「入れて」と小声で何度も頼んでいる六歳の男の子を見る。不思議な感じがするが、接近して、大きな声で頼まないと相手に分かってもらえないことが、分からないのだと気づくと、愛おしくなる。自閉症児の療育はこのような謎解きの楽しさの日々である。

多くの人々が、子どもとの出会いを通じ、謎解きの楽しさと子どもたちの心に共感できた喜びを体験されることを期待したい。

発達障害児の親へのサポート

（一九九九年）

発達障害と援助の基本

発達障害は知能、コミュニケーション、運動、視力、聴力などの単独または重複の能力障害である。発達援助（療育）の目的は子どもの自己実現であり、療育の基本は、それぞれの発達領域について、発達段階を正確に評価し、短期間（三、四か月）に到達可能な段階を次の目標にし、その達成に努力する。この過程を、ご家族とともに安堵したり喜びあったりしながら、反復していくことにつきる。

地域福祉が主流の時代となった今日では、幸いなことに障害のある子どもたちも、他の子たちと同じように、家族のもとで育ち成長できるようになった。療育は親御さんによる家庭療育が基本であり、施設療育と専門家の役割は補完的なものに過ぎない。

療育といっても基本的には育児であることには変わりはなく、障害をふまえた育児ともいえる。通常の子育てと異なることがあるとすれば、親御さんが、障害という名の子どもの個性の部分について、知識やかかわりのあれこれをご存じないだけのことである。

楽しくも不思議な行動をとり、私たちを困惑させたり、謎が解けて感動させてくれることの多い自閉症児を例に、援助の実際について述べてみたい。

言　葉

専門家の使う療育用語はしばしば難しい。思いつくままに並べてみても、対人関係、認知、言語、自己刺激、心の理論、象徴機能、目と手の協応、等々。

日常語の世界に暮らす親御さんにとって、これらの専門用語は意味不明の言葉である。たとえ専門用語を並べて障害を正確に説明しても、言い換えると、適切な情報を提供しても、「ああなるほど、よくわかりました」と共感的に共有されることはないであろう。

それどころか、わからない言葉で説明された障害のイメージは断片的で、一人の子ども像としてまとまらず、とても難しい、素人には手に負えない障害ということであり、そのような障害のあるわが子はとても育てられないと、不安に思われるにちがいない。わかりやすい中にもこころのこもった言葉、洗練された日常語で、コミュニケーションを深めることがまず大切である。
どうしても専門用語や日常あまり聞き慣れないような言葉を用いるときには、子どもとの暮らしの中で出会いそうな行動を、「たとえば」と例示してイメージ化した上で用いると、共有されやすい。

〔例1〕普通学級に通う小学一年生の男の子。よく話すが一方的であり、少しレベルの高いコミュニケーションに問題がある。お母さんと話し始めてまもなく、少年がお腹が空いているようなので、診察机（座机）の小皿に卵ボーロを入れて、あげようとする。さっとやって来て、手をのばし食べようとする少年に、お母さんが「なんていうの」と問うと、「卵ボーロ」と返事を返す。「いつもこうなんですよ」と苦笑するお母さん。これを話題に、この子のコミュニケーションの問題（語用論的な問題）を説明することにした。

→お母さん、今のはちょっと、とんちんかんですね。お母さんの言ってほしかったのは、「食べてもいいですか」か、「いただきます」ですよね。場面を考えると「卵ボーロ」はおかしいですね。こんなことが多いのですね。五郎左衛門君（以下、すべて仮名）は文字通りの意味はよく理解できるようになってきたのですが、場面を考えて質問の意味を理解したり、相手の気持ちを考えて会話を続けたりするのがまだ苦手なのです。それがよく話せるようになった自閉症児の、人とのかかわりの面での課題なのです……。

〔例2〕同年齢の子どもとかかわれないと悲しむお母さんに対して、観察遊び（傍観遊び）について説明する。

↓子どもの遊び場面での友だちとのかかわりの最初は、ちょっと聞き慣れない言葉かもしれませんが、観察遊びから始まります（同時にメモに書いて示す）。さっちゃんがお母さんと公園に行った時、子どもたちが砂場で遊んでいると、ちょっとお母さんの手を引いて近づき、ちらちら砂遊びを見ていることがありませんか。そんなとき、子どもたちが歓声をあげたりすると、さっちゃんもにこにこするようになってきたでしょう。観察をして自分も参加したつもり、同じことをやっているつもりになっているんですよ。あれも、子どもとのかかわり遊びの一つで、お母さんからすると、物足りないかもしれないけれど、少し子どもへの関心が出てきているということになりますね。観察遊びをしているということは。

肯定表現とユーモア

障害のある子を見るとまず、同年齢児に比べて幼い部分や異質な面に注目するのは人の常かもしれない。そして、「何ができないか、おかしいか」と否定的な評価を深刻な雰囲気で、繰り返して伝えがちになる。そのつど、親御さんはわが子の障害の重さに直面させられ、悲しみや絶望感を覚えるとともに、そのような思いをさせる相手に不信を抱く。

子育てに希望を感じてもらえるような配慮をしたい。肯定的な評価をユーモアを交えて伝えると、肩の荷がおりて、子育てが楽しくなってゆくようだ。

〔例1〕初語にはもう少し時間のかかる七歳の少女を診ると、つい、「まだ言葉が出ませんね」と言ってしまいたくなるが。

↓「バイバイ」と「ちょうだい」のジェスチャーはできますね。「コップ持ってきて」などの御用もできるようになってきましたね。言葉が出るのはもう少し先かもしれませんが、その前の段階ですかね、だんだんそれに近づいていますよ。

〔例2〕幼稚園に入ってまもない五歳児のお母さんとの対話――入園して二か月ほどたってから、急に近くにいる小柄な子を後ろから押しだした。その子が倒れて泣いているのを見て、けらけら笑うので、無気味で恐くもあり、怪我をさせないかと不安でもあると訴える。

↓急に押された子はびっくりするでしょうし、お母さんも心配なことでしょう。でも、それは良いことですよ。自閉症児の子どもとの最初のかかわり遊びはこのような「ふざけ遊び」が多いのです。かかわり方は幼く問題でしょうが、子どもに関心が出てきたということではとても良いことなのです。でも遊びにはルールがあります。加減をして押すのはふざけ遊びとしてお互い楽しめますが、思いきり突き倒すのは限度をこえています。タイミングよく、すなわち、子どもを押そうとする瞬間まで待っていて、歌舞伎役者のように眉毛をつりあげて大きな声で「だめ！」とオーバーに注意するようにします。そんな対応をしばらく続けると、押す前にお母さんや保母さんをちらっと見てやめたり、手加減をして押したりできるようになります。

〔例3〕多動でよく迷子になり、家族をはらはらさせている三歳の少年について。

↓ケンちゃんはしばらくは鉄砲玉少年かもしれません。お母さんと離れたとき、少しの間泣き、再会したときニコニコして再会を喜びますが、真剣な表情で走り寄ってきて、しがみつくような行動はまだありませんね。お母さんが楽しい人というイメージはあるのですが、頼れる人というイメージはまだ薄いのです。そんな段階では、探検しつくしてあまり魅力のなくなった自分の家などでは、周りへの好奇心よりお母さんから離れる恐怖感がまさるので、後追いをしたりします。しかし、外に出かけたときは、好奇心が恐怖心よりまさってしまうので、勝手に行動して鉄砲玉少年になるのです。でも、もうしばらくすると、Uターン少年になるはずです。

具体的助言

子育ての援助は、親御さんの悩んでいる問題を共有し、解決をともに考えてゆく過程の繰り返しでもある。この過程の中で・親御さんは少しずつ子どもを理解し、かかわり方を学習していく。子どもが発達していく手応えと子育てへのほのかな自信や喜びを感じていく。

どんな些細と思える問題でも、助言を求められたら丁寧にあつかいたい。問題の解決法は個別具体的、現実の生活の中で実行可能なものでありたい。抽象的な解決法の提案は具体化できる人にのみ役に立つ方法であり、そのためには関連した経験をたくさんしていることが必要になる。しかしながら、親御さんは自分の子どもしか知らないのであり、抽象的な助言をされても、具体化はできず、自信につながらない。

〔例1〕パンツを脱ぐ練習をしているがなかなかできないと焦る三歳児のお母さんに。

↓どうしていますか。パンツのゴムのところを持たせて下げるよう言っているわけですか。時にはお母さんがお手本を示して見るように言ってもいる。それはなかなか難しそうですね。

やっ君は言葉だけの指示はまだ理解が難しいですね。真似をすることもまだ苦手です。少しなら手を握っても嫌がらなくなってきていますから、ちょっと手を取ってさせてみてはどうでしょうか。それと、何事もそうですが、やさしいところから始めてはどうですか。たとえば、腰のところから下ろそうとすると、初めからしないといけないので、いちばん難しいですね。最初は、足首のところまで脱がしてあげて、そこからは自分でさせてはいかがですか。つまり、終わりから始めるわけです。それができるようになったら、膝まで脱がせて、あとは自分で……。

〔例2〕帰宅したときに、子どもが玄関に迎えに来てほしいと願う、家族思いのお父さんに。

↓りょう君にとって、お父さんは今のところ便利な道具といったイメージでしょうか。ドアが開かないときにすーっと音もなく近づいてきて、お父さんの手を取ってドアのノブに当てさせて、開けてもらう。開けてもらっても残念ながら、お礼の笑顔も見せないで、愛想なくそのまま行ってしまいますね。

お父さんの車の音が聞こえたときに走って玄関に迎えに行くためには、もっとお父さんに対して、一緒にいると楽しいという気持ちがりょう君に育っている必要がありますね。そのためには、帰宅後少しの時間でよいですから、くすぐりや抱っこしてぐるぐる回るなどの体を使った遊びをしてあげてはいかがですか。また、たとえばお父さんはポケットにチョコレートを一個入れて帰る。そしてお母さんが抱いて迎えに出たときに、ポイと口に入れてやり食べさせる。そして抱き取って短時間、高い高いなどをしてあげる。そうすると、玄関での再会は快適なものになりますし、お父さんは便利な道具に加えて、快適な人というイメージが加わりますね。いつしか、気がついてみたら一人で玄関に迎えに来ていたというようなことも起こると思いますよ。

見通し

障害のある子の発達はスローである。努力しても、期待した成果があがらないときは、このまま発達は停滞するのではと不安になったり、自分の子育ての仕方が悪いのではと、自信を失いそうになる。同じ頃に療育施設に入園した仲間の自閉症児に比べて、遅れがはっきりしてきたり、就学間近になると、焦燥感がつのり、子どもの現実を見失いそうになる。

些細なことにこだわり、パニックを繰り返されると、いつまで耐えなければいけないのかと、疲れを感じる。また、一度獲得していたことができなくなると、発達が後退するのではと不安がつのる。

こんなとき、あせる気持ちを受けとめながら、子どもの経過をともに少しの間振り返り、着実に発達している姿を再確認したり、こだわりや後退は一時的であることを伝えられると、発達や問題の解決に見通しがえられ、希望と意欲が回復するようだ。

〔例1〕梅雨の季節。保育園の年長クラスに在籍している女の子のお母さんが、診察に来るなり、「先生どうしたら、椅子にちゃんと座れるようになるのですか」と切り出す。少し話している間に、ちょっと無理かなと思いつつ、普通学級に入れたいと考えていることがわかる。そのためには着席が最低条件だとあせり、食事のときには厳しく注意し、保育園でもきちんと着席できるようにと先生に頼み、先生は少し困っているとのこと。みよちゃんがお母さんを警戒するようになっているのは言うまでもない。

↓学校のことではどこのお母さんお父さんも迷われますね。一度入ってしまうと長いですからね。でも、今から決めてしまうのは少し早すぎるかもしれないですね。就学準備は一年かけてすればいいんですよ。一学期は情報収集、二学期の前半に学校訪問をして、終わり頃までに就学先を決めればいいんです。そして、三学期に入ったら少しずつ入学準備。ランドセルを買ったり、生活のリズムを学校に合わせたりしていきます。

今は情報を集める時期ですよ。一つは学校情報。みよちゃんが入る可能性のありそうな学校や学級はどこか、情報を集めてみてはどうでしょうか。もう一つはみよちゃんの発達など、今の状態を確認してみる必要があると思います。みよちゃんに合った環境を選ぶためには、みよちゃんの状態がどうなのか、もう一度整理してみないと、どこが合うのかわかりませんよね……。

〔例2〕家の電灯やテレビのスイッチの操作、外出から帰ってきたときに入り口の鍵を開けることなどをすべて自分でしたがり、思わず家族が先にしてしまうと、大パニックを起こす六歳の少年。ご両親ともうんざりしているといった様子で、このこだわりについて話す。

↓前の診察の頃はなかったですね。二か月ぐらい前からですか。だんだんエスカレートしているのですか。怒りだすと泣きわめいてしばらく鎮まらないのですね。それはにぎやかですね。でも、これはスイッチや鍵の操作ができるようになった、また一つできることが増えたと考えたほうがよいと思いますが。成長と考えたほうが。

信一郎君は今、物の使い道や使い方がわかるようになり、一つ一つ試しているのですよ。でも、子どもは自閉症児も含めて、凝り性で飽きっぽいですから、もう一、二か月すると飽きてしなくなるはずです。どうしても、さわらせたくないときは、パニックを起こされても譲らないようにされればよいのですが、そうでないときはむしろ、積極的にさせて、早く飽きさせるのが良策ですよ。

こだわり即異常行動と考えないことですね。子どもの立場になって理由がわかると、可愛らしくもあり、耐えやすくもなりますね。

家族関係への配慮

障害のある子がいると、家族関係にさまざまに波紋が及ぶ。障害のある子のいる親御さんの悩みの一つに配偶者と兄弟姉妹の問題がある。お母さんはお父さんが育児に参加してくれず、悩みやちょっとした子どもの成長の喜びを共有してもらえないとき、孤独を覚え、子育てをしていく自信がゆらぎ、燃えつき感を抱く。

ご両親は障害のある弟が入学すると、姉や兄が友だちから不利益をこうむるのではないかと心配する。一方、兄弟姉妹は、障害のある同胞の不適応行動のために、よその家庭のように家族でディズニーランド旅行がなかなかできないことに、少し寂しさを覚えるかもしれない。障害のある兄を愛する我慢づよい弟は、いらだった兄に八つ当たりをされながら、なんとも言えぬ悲しみを感ずるかもしれない。

気持ちはおじいさんやおばあさんも同じである。障害のある孫や子ども夫婦が不欄である。なかなか言葉が出ないのであせる。ほかの孫がいじめられやしないかと心配である。息子たちが年老いたとき、誰が孫を看るのであろうかと。

障害児の子育て支援は家族支援でもある。障害のある子のいる家族のすべてのメンバーが、特有の試練（子どもの障害の現実に直面し、希望を見失いかけて、たじろぐことで共通している）や喜びを体験する。沈黙しがちな父親、同胞、祖父母にもこころを砕き、家族がお互いに試練や喜びを共有し、そのことを通じて、家族の絆が深まっていくよう配慮を重ねたい。

〔例1〕一年生になったが、まだ言葉のでない女の子のお母さんが不満を漏らす。よく子どもと遊んでくれていたお父さんが最近、帰宅も遅く、休日も仕事ばかりしている。もっと、以前のように子どもとかかわってほしいと。

↓お父さんに問う。何か理由がおありでしょうと。お父さんは答える。保育所に通っている頃は、まだ幼いし、そのうちにもっと成長すると思っていた。しかし、養護学校に入れることになって障害の重さに気づいた。将来も、人の世話を受けないと生きてゆけない子だとわかった。将来を考え、父親がしてやれることは何だろうかと考えたら、稼げるうちに、一生懸命働いて金を残してやることだと思ったと。

〔例2〕弟（障害の重い小学三年生）のことで六年生の兄が寂しがっていると、お母さんが彼を連れて相談に来た。

↓話を聞いてみた。最近、弟が「パパ」、「ママ」というようになり両親はとても喜んだ。弟思いの彼はいつ「にいちゃん」と言ってくれるか心待ちにするがいっこうに言ってくれない。「に・い・ち・や・ん」と一音ずつ、おうむ返しをさせようとするが、言ってくれない。自分のことは好きではないから呼んでくれないのだと思う、と答える。

自閉症と、その言葉の障害について説明した後で、別に嫌いなわけではなく、長い言葉で発音も難しいので「にいちゃん」とは言えないのだと伝えると、ひとまず兄は安堵してくれた。

おわりに

関係者の役割は、障害のある子がいるために直面する家族の試練や喜びを共感的に共有しながら、不足した育児の知識や技術の部分について助言をし、「なんだ、障害児の療育といっても普通の子育てと同じところが多いのか、なんだか育てていけそうだわ」と思っていただけるよう、でしゃばらないで息の長いサポートをしてゆくことであろう。

病名をいつ、どのように告知するか
——発達障害臨床の現場から

（二〇〇二年）

はじめに

発達障害臨床の対象となる障害は、自閉症、知的障害、注意欠陥・多動性障害（ＡＤＨＤ）、学習障害（ＬＤ）、発達性言語障害などである。

発達障害、ことに知的障害や知的障害を合併した自閉症などの場合には、わが子に障害があるという現実を受け入れることは深刻な喪失体験の一つであり、それまで抱いていた子どもへの期待や家庭の将来計画などをいったんは捨てるか大幅に修正する必要があることを意味している。年若い親御さんにとっては大変な人生の試練といえる。その後も、親御さんや家族は子どもの障害に関連したさまざまな試練に直面することになる。診断告知も含め、これらの試練が挫折に終わらず、家族の絆を強め人間的な成長の機会となるよう配慮し続けるのが、かかわる者の務めであろう。

本稿では、どのように障害について説明をすれば、障害告知が納得と安堵、そして未来に仄かな希望の感じられるスタートとなるのか、そのような視点から自閉症や知的障害を中心に、親御さんへの診断告知のあり方について述べてみたい。

障害告知の目的と原則

障害告知の目的は障害の宣告ではなく、障害のある子の子育てに有益な情報の提供と説明である。そのためには、親御さんが子どもの障害について一通り理解し、子どもが成長する見通しがもて、どのようにかかわれば子どもを成長させられるか納得できることが重要である。障害説明にあたっては、何を伝えるかに焦点が当てられやすいが、伝える情報が相手に受け入れられなければ無効である。ぞんざいで悲観的か説明は有害となろう。

暖かい雰囲気の中で、わかりやすい言葉を用い、必要な内容を丁寧に説明して、初めて、「ああ、なるほど、よくわかりました」と共感的に共有していただけるように思われる。説明する内容と並んで説明の方法にも配慮することが肝要であろう。

誰に説明するか

子どもに障害があることを知ることは親御さんにとって大きな試練である。試練は両親で共有し、ともに歩み始めてほしいものだ。しかしながら、診断を伝えるとき、子どもと母親だけで来院する場合がしばしばである。このような場合には、他の子どもと比較する機会の少ない父親はわが子の障害に気づいていないか、一過性の遅れと楽観していることがあり、帰宅して母親が診断結果を報告しても、なかなか納得してもらえないことも多い。これでは、支え合い心を合わせて子育てをスタートすることはできない。発達障害の専門医に紹介する場合には、関係者は両親そろって受診するよう助言していただきたい。

最近は離婚家庭も増えてきた。保健師や保育園の先生などに勧められ、若い母親が子どもと不安そうに来院してくることも多い。このような家庭の場合、しばしば祖父母と不仲であることもあるが、誰か信頼できる親族や友人などがあれば、ともに受診するよう助言していただくとありがたい。寂しいことに、誰も信頼できる親族や友人がいない場合もある。そんなときには、受診を勧めた人が同伴し、母親の気持ちを支えていただくと、母親の心細さや惨めさは和らげられ、障害とそれがあることが明らかとなったわが子を受容しやすくなることであろう。

環境への配慮

説明するときの環境は大事である。つらい話はプライバシーが保たれる静かで暖かな雰囲気の部屋でゆったりとした椅子などに座り、時間をかけておこないたいものだ。悲しみや苦しみがよく理解され、自分たちが大切にされていると感じられる状況の中で、初めて人は心を開いてつらい現実と向き合えるものだから。

説明する前には机の上はきれいに拭き、余分な物は片づけておきたい。説明する事柄が多くなるので、要約した内容を書いて手渡せるように清潔なメモ用紙を用意したり、涙を流されたときなどに使ってもらえるようティッシュペーパーを目立たぬ所に置いておきたい。ちなみに、筆者は薄い絨毯を敷いた少し広めの部屋に玩具などを整え、ゆっくり話ができるよう座机を使って診察をしている。

伝えるとき

受診の目的はわが子の問題に回答を得るためである。基本的にはできるだけ初診時に正直に伝えるのがよいであろう。曖昧にして診察を重ねると、タイミングを失してしまったり、親御さんも不信を抱いて来院しなくなり、不要なドクターショッピングを重ねることにもなる。伝えるときには十分な時間をとることが必要なのは言うまでもなく、筆者は一時間三〇分から二時間程度が適当と考えている。

初診時に説明ができない場合には診断が確定しない理由を説明し、いつごろ確定できそうかも伝えておきたい。その場合でも、子育ての日々の悩みなどに答える必要があるのは言うまでもない。

説明する内容と方法

医師は自分が伝えたいことばかり話しがちであるが、親御さんが知りたいこととは随分ずれていることが多い。説明内容は、親御さんが聞きたいこと、関心事について思い巡らし、そのような情報を提供することが肝要であろう。筆者の経験からは、親御さんが最初に知りたい基本的情報は、状態（特徴的行動）、障害名、障害原因、障害程度と予後（将来の見通し）、治療法、かかわり方、社会的支援の七つである。これらの情報が与えられたとき、親御さんは一通り障害を理解し、子育てと子どもや家族の将来に希望を感じてもらえるようだ。

説明に当たっては言葉に配慮したい。医師の使う言葉はとびっきり難しいとのこと。説明の目的は子育ての主体である親御さんが、子どもをよく理解し、提供した情報を子育てに役立ててもらうことである。そのためには、説明に使う言葉は親御さんが日常的に用いている言葉であることが望ましい。また、言葉は常に社会的価値を伴っている。子どもの行動や心理、発達について説明するときには、肯定的な表現を常に心がけたい。わかりやすい中にも心のこもった言葉、洗練された日常語でコミュニケーションを行いたい。この原則は親御さんが医療や福祉の関係者、高学歴者の場合でも同様である。

障害説明の実際

挨拶から始まり、問診や身体的な診察を終え、知能検査などの関連情報が整ったら、診断結果の説明に移る。説明が親御さんに受け入れられるか否かは、説明の内容や方法と並んで、説明に入るまでの過程が重要であるように思われる。施設ごとに診察室の物理的環境が無言の内にメッセージを発し続けると同様に、問診の仕方や子どもへのかかわり方が同時に信頼や不信のメッセージを送っていることに心したい。

筆者は、問診は現在の子どもの状態（現在症）、それも大抵は最も答えやすく多くの親御さんにとっては悩みの種である基本的生活習慣に関する事柄から始めることにしている。また、自閉症を心配している親御さんに親御さん自身の性格を尋ねると、不安な表情をされたり不信な顔をされたりすることがある。その場合には、「子どもさんの問題の原因にお母さんの性格が関係しているから質問しているのではありません。子育てには親子お互いの相性が影響しますね。たとえば几帳面なお母さんと片づけがなかなか難しい子どもでは、相性が悪いですね」などと質問の意図を説明し、了解を一つ一つ得るようにしている。

(1) 状態（特徴的行動）

最初は状態について説明し、障害名を伝えることは避けたい。根拠を示してから結論を伝えるほうが論理的に納得しやすいことも理由の一つであるが、初めに診断名を伝えると衝撃があまりに大きく感情が混乱して、それ以上診察が進まなくなることもあるからである。どのような特徴のある子なのか、状態について最初に説明を受けるのが親御さんの心にとって無理がない。

障害の診断は診断基準に照らして、該当する症状（特徴的行動など）を満たす場合になされるが、この過程も共有が大切である。診察場面で子どもが示す特徴的な行動にときおり注意を向けてもらい、ときにはその不思議さをそれとなく指摘しておく。注意を向けた行動を心配しているようなら、親御さんの気持ちに共感的に応じるとともに、子どもの気持ちに沿ってその意図などを伝えておくと、親子の悩みや行動を肯定的に受け止めようとしている医師の姿勢が自然に伝わり、信頼関係の形成に役立つであろう。

例：重度知的障害を合併した自閉症男児（三歳）

「言葉が遅れている」という主訴を確認し、それに関連した言語理解に関する質問から診察を進める。二〇分ほど経っても、子どもは誰にも視線を送らず、寝そべって、黙々とミニカーを動かしタイヤを眺めている。そんなとき、「お母さん、もうこの部屋に入って二〇分は経つのですが、ずっとミニカー、しかもタイヤを眺めていますが、こんなことはよくあるのですか」と尋ねた。「そうなんですよ、家でも、遊んであげようとしても、嫌がって。どうしてなんでしょうか」とお母さん。「お家でもそうですか。それは残念ですね。不思議ですね、この部屋にはいろいろな玩具《おもちゃ》がたくさんあるんですがね」と応じ、少し間をおいて、「でも、面白いみたいですね、目がチラチラするのが」と解釈をして、元の質問に返る。

(2) 障害名

状態について納得されると、最も重要な障害名に話を進める。障害名の告知は明快でありたい。曖昧な伝え方をすると、一過性の発達の遅れやいつかは治ると誤解されやすい。知的障害を発達遅れ、発達遅滞などと伝えると、一時的な遅れであり、そのうちに追いつくと楽観される。同様に自閉症を自閉的、自閉的傾向など伝えると、いつか普通になると誤解されることがよくある。現実を直視して、初めて新たな子育てのスタートとなるのである。

障害名を伝えるときは子どもが過去や現在、ことに診察場面で示している特徴的症状を改めて整理し、それらを根拠に伝えると納得されやすい。障害名を伝えた後は、しばらく間をおく必要がある。納得するのに時間が必要であるばかりでなく、伝えられた後の衝撃、当惑、失意、怒り、恐れ、そして悲しみなどの感情に配慮する必要があるからである。沈黙されるようなら、つらい現実を受け入れることの困難さに思いをはせながら、気持ちが整理され、言葉が発せられるまで静かに見守りたい。質問がでれば、わかりやすく穏やかな言葉を選んで丁寧に答えたい。

障害名を伝えた後、「その障害について知識があるか、あるとすると、どのようなイメージを抱いているか」を尋ねてみるのもよい。自閉症や知的障害についての親御さんのイメージはきわめて悲観的なことが多い。実際の子どもは親御さんが想像しているより発達が良いこともしばしばであり、それを、障害程度と予後を説明するときに伝えると安堵と喜びを感じていただけるであろう。

複数の家族で受診している場合には、それぞれの気持ちに配慮する必要がある。ことに両親で受診した場合には、受け入れに必要な時間や気持ちが立ち直るのに要する時間が異なることがよくある。納得できない母親を途中から父親が叱りだしたり、話を先に進めようとすることもある。そんなときには十分に納得することの大切さも伝え、疑問にゆっくり応じたい。

障害名を伝えても納得されないこともある。そのような場合には、根拠を再び整理して再説明を試みるが、受け入れられなければ、経過をみて再び話しましょうと結論は保留する。当面必要なのは、親御さんが抱えている子育て上の悩みである癇癪をよく起こすことや言葉の遅れ、友だちと遊べないことなどに対応することである。診断名を共有できなくても、状態について共有できていれば、直面している問題の解決に向けてどのようにかかわればよいのかの検討が可能になる。診断名を受け入れられない親御さんでも、子どもの発達が多少とも遅れていたり、人とかかわりにくかったり、衝動的であるなど、状態については同意してもらえることが多いので、状態について同意してもらえたら、続いてかかわり方の検討に入るとよい。問題の分析や助言が適切であれば、その過程を通じて信頼関係が成立し、何度か診察を重ねる間に障害名についても納得してもらえるようだ。

(3) 障害原因

障害名の次に知りたいのは原因である。障害名を伝えると、なぜそうなったのか、何が原因なのかと尋ねられる。原因についてもわかっている範囲で、根拠を示し正確に説明したい。自閉症を例にとると、生まれつきの脳の障害であり、養育態度や環境が原因ではない、したがって、自分たちの育て方が障害の原因であると責任を感ずる必要はないことを繰り返し伝えたい。母親が一人で受診した場合には、帰宅後に父親や祖父母に説明する必要がある。また、初診時に一度に重要な情報を大量に伝えることになる。障害原因を含め、先に述べた七項目については、要点をきれいな紙に書いて説明し、終了時に封筒などに納めて渡すと親切である。

原因について一通り説明したら、質問を受ける。妊娠中の夫婦の不和が自閉症の原因であったのでは、乳児期に仕事が忙しくあまり子どもとかかわらなかったので自閉症になったのかなど、さまざまな質問がなされる。障害について少しでも自分に原因があると考えていると、罪悪感から他の同胞より障害のある子を偏愛したり、過保護になったりすることもあるので、医学的には不合理と思われるどのような些細な質問にも丁寧に応じたい。両親のほかに祖父母などが同伴している場合には、他の家族との関係の悪化を危惧して、肝心の質問がなされない場合もあり、後日、母親が一人で受診したおり、「父親や祖父母には内密で」と質問を受けることもある。

子どもの障害を理解するのに必要な、状態、診断名、原因について説明を終えたら、一呼吸置くとよい。障害について基本的に受け入れられると、発達の見通しについて尋ねられることが多いので、障害程度と予後に話を進める。

(4) 障害程度と予後（将来の見通し）

診断名と並んで家族が最も知りたいことの一つは、子どもの障害の程度と将来の見通しである。障害程度や予後について伝えるときの原則は、「良きこと」はどんな些細と思われる情報でも強調して繰り返し伝えることである。ことに重度の障害の場合には、親御さんは子どもの劣っている側面ばかりに注意が向きがちになるので重要である。どんなに小さくても「希望の種」があれば、不思議なことに障害という現実を受け入れやすくなるようだ。

精神発達障害の臨床では三つの予後（生命的、発達的、社会的）が問題となる。生命予後については、自閉症や注意欠陥・多動性障害などでは問題がないので、質問があった場合を除き述べる必要はないが、ダウン症候群のように以前は短命であった染色体異常症などでは、生命予後が改善し老年期まで生きられるようになっていることを、はっきり伝える必要がある。

発達の見通しや発達的・社会的予後については母親と父親では関心が異なる。日々の子育てに苦労をしている母親は短期・中期の見通しに関心があるので、おしっこはトイレでできるようになりますか、言葉を話せるようになりますか、保育園には行けるようになりますかなどの質問が中心となる。これに対して父親からは、将来どれぐらいまで普通に近づけますか、仕事には就けますか、自立できますかなど長期予後に関する質問が多い。また、隠れたキーパーソンである祖父母は障害のある孫の将来と子ども夫婦がどのような人生を歩むことになるのか、少し下がった席で心配しつつ医師の説明に耳を澄ましているのが普通である。

将来の社会的な予後に最も大きな影響を与える要素の一つは知能である。診断を伝える前には発達検査や知能検査を実施しておきたい。その結果をもとに、標準発達と比較してどの程度の発達状態なのかを説明すると、客観性があり納得されやすい。知的水準について同意されないときは、養育者が子どもの日常行動について直接回答できる質問形式の検査法（津守式乳幼児精神発達検査など）を用い、診察場面で実施するとよい。子どもの到達段階について理解されやすいだけでなく、後で具体的な育児課題を提案するときにも活用できるからである。幼児期の子どもの場合には、指数はある程度は変わりうることも伝えておくのが妥当であろうが、自閉症などで知的障害の合併が明らかであれば、二つの障害とも発達に伴い状態は変化していくが、将来にわたり続くことを明確にしておく必要がある。

発達検査や知能検査の結果は育児に役立つように伝えることが重要であり、指数のみを伝えても育児には役立たない。ことに重度の障害の場合、低い指数を告げられ子どもの将来に絶望的になってしまうこともある。発達検査やビネー系の知能検査の場合、基本的に指数は発達速度を表しているので、たとえば、「三三は一般的な発達速度の三分の一の速度で発達するということであり、普通の子が一か月でできるようになることが三か月かかる、三か月かければできるようになるという意味です。普通は一回教えるとわかることが三回は言ってあげると理解できるようになるということですから、繰り返して根気よく教えてあげましょう」などと説明する。

指数とともに、発達・精神年齢（説明時には知能年齢と表現）も伝えることが必要である。指数が発達速度を表現しているのに対して、発達年齢や精神年齢は現在の到達水準を表している。現在、何歳何か月程度の発達にあるのかがわかると、子どもの状態とかかわり方がイメージしやすくなるとともに、長い発達過程という時間軸の中に位置づけることにより遅れを相対化でき、ある水準までは発達してきていることの確認や発達の最近接領域の課題は何かを、ともに考えることもできる。

一通り発達状態について説明を終えたら、親御さんから出された具体的な質問に答えたい。発語はいつ頃か、基本的生活習慣の確立は可能かなど短期・中期の予測は立てやすい。わかる限り、明快に伝えてあげると、安堵し将来に希望を感じてもらえる。子育てへの意欲につながることになるのは言うまでもない。いつごろ保育園や幼稚園へ入園するかは、子どもの障害状態とともに地域の福祉状況により左右されるので、整備状況を把握している必要がある。わからなければ地域の親切な相談先を紹介するなどしたい。

長期の社会的予後については、当然ながら年齢が低いほど正確に見通すことは困難であるが、そのような場合には信頼できる文献にもとづき統計的な予後データを示すとよいようだ。障害が成人期まで持続するような子どもについては、そのことをはっきりと伝えるとともに、以前と異なり地域生活を支える機能が充実し、成人した後も地域で暮らせる社会基盤が急速に整いつつあることを伝えると、将来への不安も緩和されることになる。

(5) 治療法など

見通しについて一通り理解されたら、治療の話に入る。注意欠陥・多動性障害やてんかんなど限られた合併症を除き、狭義の医学的治療法は基本的にないことを伝える必要がある。

受診に臨みさまざまな関連情報を得てきている人もあり、薬物療法や食事療法などについて資料を示し効果の有無を質問されることもある。科学的には否定されているが、巷間、効果があると流布されている療法についても資料に目を通し、医学的な論拠を示して残念ながら効果のないことを正直に伝えたい。そして、発達障害の最も適切と考えられている治療法は医学的ハビリテーション（療育）や保育・教育であること、基本的方法論は発達論的なものであることを説明するとよいであろう。具体的には、「子どもの発達段階を正確に定め、短期間のうちに達成可能な次の目標を設定し、少しずつ努力すればそれぞれの発達速度で健やかな成長が可能である」などと説明すると、治療法についての基本的理解が得られるとともに、通常の育児の方法とあまり相違のないことに気づいてもらえるであろう。

状態から治療まで医学的説明が終わったら、前半を通して尋ねたいことが残っていないか問いかける。ないようであれば、一通り納得されたことを確認し後半の話に進む。後半の話の中心は、子どもへのかかわり方と子どもの発達や家族を支えるための社会的支援である。

(6) かかわり方

障害についての医学的説明を納得されると、日々の育児上の心配事について相談したくなる。自分たちが子どもの成長のためにできることは何か、知りたくなる。親御さんの中には、障害のある子の子育てには大変な専門知識や技術の習得が必要であると誤解している人もいる。親御さんに対する専門家の役割は、親御さんを専門家に仕立てることではない。障害のある子の子育ても育児に他ならないことをわかっていただき、落ち着いて子育てができるよう支えることである。障害という名の個性をよく理解し、通常の家庭生活の中で自信をもって育児ができるようになることを目標に助言したいものだ。育児課題を選ぶ場合にも、親御さんが望んでいることや心配していることを中心に、取り組んでいくのが適当であろう。

初回診察は育児支援のスタートでもある。自分たちでも力を合わせれば何とか子育てができそうだと感じてもらえるように配慮したい。したがって、初回診察での育児に関する助言は、子どもと親御さんの関係を促進するようなものであること、誰でも簡単に実行可能で数か月で努力が実るものであることが重要である。視線がほとんど合わないような人への関心が乏しい幼児期中期の自閉症児の場合には、とりあえず、身体接触遊びや滑り台など大型遊具を用いた遊びを親子で行うことを通じて、親子相互の前言語的なコミュニケーションを図り、愛着を形成することが勧められよう。パンツも脱げないのにシャツが着られないと焦る母親には、パンツを脱げるようになるのが最初の段階であり、次いで穿く、そしてシャツを脱ぐという順序で衣服の着脱は可能になっていくことを伝えたりする。両親で受診している場合には、忙しい父親向けのかかわり課題もともに考えたい。

(7) 社会的支援

最後に伝えなければならない情報は社会的支援である。誰が、どこが子どもと家族を支援してくれるかである。障害児の子育てには日々さまざまな出来事が起こり、そのつど悩むことになる。頼りになる相談相手がほしくなる。同じ障害児を育てている他の親御さんは何を考え、どのように育てているのか、会って話してみたくもなる。同様の障害のある子どもは近くにたくさんいて、すくすくと成長していること、先輩の親御さんは希望を感じながら暮らしていること、障害のある子の発達と家族を支える施設があり専門家もいること、経済的な負担などを軽減するための諸制度があることなどについて伝えたい。孤独感や悲壮感が和らぎ、少し安堵されることであろう。ことに、同じ障害のある子を育てている親御さん方（仲間）との出会いは意義深く、当初のよき子育てモデルになることも少なくない。

おわりに

発達障害の障害説明の基本について述べた。診断告知は医師の役割ではあるが、その後の親御さんや子どもを支えるのは障害児支援にかかわる関係者の役割である。障害受容の過程をよく認識され、告知という試練にたじろぐご家族を暖かく支えていただけるとありがたい。中途障害や進行性疾患の説明、聾者や外国人への説明、子ども本人や兄弟姉妹への説明、また誤診と気づいた場合の謝罪と再説明のあり方など重要な問題ではあるが紙面の都合上割愛した。

自閉症とADHDの愛着の発達について

（二〇〇六年）

はじめに

子どもは身近な大人とのかかわりを通じて、人への信頼を知る。信頼した大人に従う。自分も同じようになりたいと、行動・ことば・態度・感じ方などを模倣する。信頼に支えられて、世界に踏み出し、自信を一つ一つ積み重ねていく。このような出会いで人生が始まるように子どもと家族を支援することは、障害のある子（以下、障害児）を含め、子どもの支援にかかわる者すべての願いであろう。

発達の障害は言うまでもなく、運動、感覚、知能、コミュニケーション、注意などの要素的機能の単一または複合的な問題であり、障害児は通常の発達を示す子ども（定型発達児）と異なった特性と発達経過をたどり、成長していく。障害児の発達支援は、定型発達児を唯一の正常とし、それに近づけることを目標とすることではない。それぞれの特性と発達経過をよく理解し、それらに即して無理なく発達的マイノリティとしての子どもたちの育ちを支えることである。

発達支援の多くは乳幼児期から始まる。幼児期における支援の関心が、心身機能の発達や基本的生活習慣を身につけることなどへ向かうのは当然であるが、子どもの育ちは人と人との関係の中で展開されるものであり、子どもに強い影響力を及ぼす大人との関係性を抜きにして、発達と学習は成立しないであろう。日々のかかわりが相互の関係にどのように影響し子どもにどのような対象イメージを与えることになるかに配慮しつつ、発達支援を進めることが重要である。

障害児の対人関係の問題については、統合的な保育や教育との関連もあろうが、主として同輩関係に関心が集中し、基礎をなす母親など保護者（以下、母親）との愛着関係の形成とその育ちへの支援については意外に研究も少なく、もっと関心が向けられてよいように思われる。

ここでは、愛着の発達や行動に特徴がある自閉症（他の広汎性発達障害を含む）と注意欠陥・多動性障害（以下、ＡＤＨＤ）の愛着の問題について考えてみたい。

自閉症と愛着

自閉症のある子（以下、自閉症児）は愛着を形成する能力がないと信じられていた時代もあったが、それも過去のことである。自閉症児が特定の人へ愛着を示すことは、シグマン（Sigman, M.）、マンディ（Mundy, P.）、ロジャー（Roger, S.）、小林隆児、別府哲をはじめとして多くの研究者によって確認されてきた。筆者も偶発的な分離体験の一つである迷子について、知的障害をともなう自閉症児を対象に研究を行い、自閉症児にも分離不安や再会時の接近行動などさまざまな愛着行動を認めるとともに、特有の愛着の発達過程があることを明らかにした。

子どもと大人の愛着関係は誕生とともに始まるが、自閉症児の愛着の発達について検討する場合には、他の領域と同様に一つの限界がある。自閉症の乳児期の状態像と発達経過の詳細が未だ不明なため、残念ながらこの時期の愛着の状態について述べることができないことである。現在のところ、明らかなのは幼児期早期からといえる。自閉症の愛着の発達の過程と愛着対象とのかかわり行動は、定型発達児と共通する面も認められるものの、かなりユニークである。

自閉症児における愛着の発達段階

定型発達児の愛着については、ボウルビィ（Bowlby, J.）の愛着の発達段階説は現在でも妥当するように思われる。第一段階（誕生から二か月頃）は、人の弁別をともなわない定位と発信（非選択的愛着段階）、第二段階（三か月から六か月頃）は、一人（または数人）の弁別された人物に対する定位と発信（選択的愛着段階）、第三段階（六か月から二歳頃）は、発信ならびに動作の手段による弁別された人物への接近の維持（分離不安段階）、そして第四段階（三歳前後から）は、目標修正的協

表1　自閉症の愛着発達段階

愛着段階／関連行動	1. 混沌	2. 道具	3. 快適	4. 依存	5. 自立
クレーン現象	なし	あり	あり	なし	なし
視線を合わせること	なし	ごく稀	不確実	確実	確実
母親の探索	なし	なし	あり	減少	減少
分離不安	なし	なし	不確実	確実	状況による
再会反応	なし	なし	なし/歓迎	安堵	状況による
模倣行動	なし	なし	散発的	増加	活発
指示理解	なし	なし	数回に1度	確実	状況による
目標修正的協調行動	なし	なし	なし	なし	あり

調性の形成（自立段階）である。

自閉症幼児の愛着過程は、通常とはかなり異なっている。定型発達児のように、物と人との弁別と人への特別な関心、少数の人への弱い愛着、特定の人への強い愛着と安全基地化、愛着対象の探索基地化と対象からの自立といった過程はたどらない。愛着対象の役割イメージによって整理すると、第一段階：混沌（役割イメージが明確でない段階）、第二段階：道具（便利な道具としてのみ認識している段階）、第三段階：快適（道具に加え、楽しい存在として認識している段階）、第四段階：依存（自分の無力さを自覚するとともに、愛着対象の有能さを認識し、安全基地として強く頼る段階）、第五段階：自立（愛着対象を探索基地としながら、徐々に自分の気持ちをコントロールし、本格的に自立して行動する段階）、の五段階に分けられる（表1）。第四および第五段階は、それぞれ定型発達児の第三および第四段階に対応するが、混沌、道具、快適の初期三段階は自閉症児に特異的である。

以下、定型発達児との共通点の多い自立段階を除き、第一～四段階の概要とかかわりについて述べることにする。

第一段階：混沌

この段階の自閉症児は、認知発達的にはきわめて幼い段階（乳児期前半）にあり、周りの世界が自分とどのように関係するのか、他者がどのような役割をしてくれる存在なのか認識できず、自他および世界のイメージは混沌としている。

呼名反応はなく、視線も合わず、表情は乏しい。叱られても、知らぬ顔である。かかわられることを嫌がり、模倣行動も認められない。母親など養育者を探索することもなく、分離不安もない。再会しても様子に変化は認められないため、母親は悲しみを覚える。

人の手を取り道具のように使う行動（クレーン現象）、有意な発声やジェスチャーも認められない。遊びは、ひたすら動き回ったり、物をなめたり横目をするなど、自己身体を含め物を対象とした感覚的な独り遊びの段階にある。人とのかかわり遊び（対人遊び）は困難である。継起する事柄を関連づけることが困難なので、日常生活におけるこだわり行動はまだ認められない。

この段階の自閉症児は、混沌とした世界の中で日々を過ごしており、少しずつ世界を秩序・意味づけていくことが必要である。生活を意味あるものとするため、日常生活に見通しが立つように、起床から朝食までの日課など母親と子ども双方にとって無理なくできる場面から生活をパターン化したい。また、ドアを開けられず困っている時にはさっとタイミングよく開けてあげたり、お腹が空いているときには空腹を満たしてあげるなど、子どもの欲求に沿って行動し、愛着の次のステップである欲求を充足してくれる存在、便利な道具的存在として子どもがイメージできるようかかわることが基本である。

第二段階：道具

道具段階の自閉症児の認知発達は、乳児期中後期にある。環境の変化をぼんやりと感じ、養育者が要求を満たしてくれる存在であることは認識している。変化は感じているが、何が起こるのか、どのように自分が行動すればよいのかは理解できないため、混沌段階の子どもより、戸惑いと不安は強そうだ。ごく稀に視線は合うが、ポーカーフェイスであり、呼名への反応はない。

言語理解は関連事物を手がかりに簡単な言語指示をかろうじて理解する段階であり、ジェスチャーでの意思表示もない。叱られた時は、変化がないか怒るかである。前段階の子どもと同様に介入されるのを嫌がり、模倣行動も認められない。分離不安、後追い行動、再会を喜ぶ行動（歓迎反応）もまだ認められない。

この段階の特徴的行動は、クレーン現象である。たとえば、困ったときにはいきなり母親の手を引いてドアのノブに当て、開けさせようとする。しかしながら、開けてあげても、母親を見ることはなくそのまま行ってしまうなど、一方的である。遊びは、感覚的な独り遊びが中心であり、人とのかかわり遊びは望まない。日常生活では、環境の変化に敏感で、偏食も多くなるなど、気むずかしくなる。

この段階の子どもには、前段階のかかわりを継続するとともに、身近な人が便利な道具に加え、快適な存在としてイメージできるようにかかわりたい。この段階の子どもの中心的な遊びは、前段階と同様に物を相手の感覚的な独り遊びである。機能的な遊びや見立て遊びはできない。対人遊びはきわめて苦手である。

快適な対象イメージを育てるためには、対人遊びが適しているが、物を媒介とした人とのかかわり遊びは困難である。楽しい感覚体験が共感的に共有できるような、くすぐりなどの身体接触遊びや滑り台などの遊具遊びが適している。

しかしながら、子どもには基本的な生活習慣や家庭生活におけるルールの学習も大事な課題である。これらは子どもにとっては不快な体験であり、あまり過剰になると、子どもにとって養育者は恐怖の対象としてイメージされるようになる。躾などを行う場合には、そのことを通じて母親など養育者にどのような対象イメージを抱くようになるのかをよく考え接することが重要である。

子どもに恐怖心を抱かせないようなかかわり方が望ましく、基本的生活習慣の習得については、到達段階を正確に評価し、次の段階を目標として取り組むなど、子どもの発達にとって無理のないようにかかわりたい。他児に噛みついたり車の前に飛び出すなど、とても危険な行動については注意することも必要であるが、かかわる人のイメージが悪化しないよう、注意すべき行動は限定しておきたい。

第三段階：快適

この段階の子どもは、一歳前の認知的発達段階に達しているようだ。一日の生活には流れがあること、ルールがあること、自分とのかかわりにおける家族それぞれの役割なども少しずつわかってくる。しかしながら、いずれも認識はワンパターンであり、残念ながら融通は利かない。パターンが変わると抵抗したり、混乱しパニックを起こすなど、可哀想な状況に陥ることになる。

数回に一度程度は、呼名に反応するようになり、繰り返していることであれば簡単な指示にも応じてくれるようになる。なお伏し目がちであるが、表情には少しずつ変化が見られ、叱られそうなことをするときには、母親の表情を窺うなど、社会的参照も徐々に認められるようになる。クレーン現象に加え、バイバイなどジェスチャーをするようになるが、逆手であったりタイミングがずれたりする。母親の家事動作を真似たり、通園施設で療育者がしていた手遊びを帰宅してから突然始めるなど、散発的な模倣行動も観察されるようになる。

快適段階の特徴的な行動は、母親への一方的なスキンシップ行動である。母親の髪の匂いをかいだり、髪を触る、顔を急に近づけたり、肘を撫でたり、耳朶を触ったりする。下顎を母親の肩に押しつけるなどもよくある行動である。これらの行動は、一方的でしばしば唐突であり、定型発達児では認められないこともあり、意図が理解されにくい。しかしながら、よく観察していると、家族でも気に入った相手にしか行わないことに気づかされる。これらは、自閉症児特有の愛着行動であることを理解したい。母親に子どもの愛着表現の一つであることを伝えると、喜ばれることであろう。

分離時は、なお無反応な子どもがいる一方で、少し泣いたり怒ったりするようになる子もいるが、すぐ気持ちが切り替わってしまう。

再会時には、笑顔を見せたり、にこにこ笑いながら接近をするなどの歓迎反応が見られるようになる。しかし、走り寄ってしがみついたり、頬ずりしたりするなど、依存している人と再会できた安堵感を表す行動（安堵反応）は認められない。

外出時は、自分から手をつなぐことはなく、握っていないと離れて行ってしまう。身体接触遊びをしてもらうのを喜び、相手をしてもらうと大声を上げて喜ぶが、遊びを止めると、サッと表情はポーカーフェイスに戻り立ち去ってしまうなど、関係は一時的である。

叱られると怒るのも、この時期の特徴である。母親に叱られることが続いたり、忙しくてかかわってもらう時間が減ったりすると、一時的ながら愛着が薄れ道具段階に関係が戻ることもある。

一方的なふざけ遊びも、この時期に目立つ自閉症に特徴的な対人行動の一つである。急に人の髪を引っ張ったりお茶をこぼすなど、わざと人の嫌がることをする。叱られるとけらけら笑い、反応を楽しむ行動が目立つようになる。強く叱ると逆効果で、かえってエスカレートする。子どもに翻弄されて、大の大人が頭を抱え込む事態にもなる。

これもよく観察すると、自分の行動とそれに対する人の反応が因果的に理解でき、それを遊びとして楽しんでいることがわかる。自閉症児に認められる最初の対人遊びの一つといえる。一通り注意をしながら経過を見守っていると、飽きてくるようで、別の遊びに関心は移っていく。

日常生活においては、融通が利かず、些細な環境などの変化に弱く、新しい環境に馴染めなかったりして、とても気むずかしくなるのもこの段階の特徴である。

快適段階の子どもへのかかわりで大切なことは、身体接触遊びなど快適な体験を共感的に共有できるような遊びを通じて、快適な存在としての対象イメージが定着するよう支援するとともに、母親が子どもにとって楽しい存在であることに加え、信じて頼れる存在（依存対象）であることを、体験的に理解できるよう援助することである。

通園施設に通っている場合には、短時間の分離と再会の場面を通じて、母親と子どもの間に頼り頼られる者としての相互関係が育つよう工夫したい。分離と再会を繰り返すうちに、子どもは母親と離れたときの不便さ、つまらなさ、さらには心細さを少しずつ実感するようになる。そして、分離に抵抗し、再会時には安堵の笑顔を浮かべたり、べそをかきながら、母親に走りよりしばらく抱きついていたりするようになることであろう。

第四段階：依存

依存段階の子どもは、呼名には確実に反応し、言葉で物の名前がわかり、簡単な言語指示には確実に応じるようになる。生活に変化があり、予定が変わることも少しずつ理解できるようになり、切り替えも比較的スムーズとなる。さまざまな模倣行動も認められるようになり、子どもへの関心も高まる。

快適段階で盛んであったふざけ遊びは、見られなくなっていく。表情にも変化が認められるようになり、目元が生き生きしてくる。視線もよく合い、母親の表情にも注目するようになる。相手に掌を向ける通常のバイバイや指さしをするようにもなる。

自閉症に特有の母親へのスキンシップ行動は次第に減少する。母親との分離には抵抗し、再会すると微笑み手を広げた母親の胸に飛び込んだり、必死に走り寄りしばらく抱きついて離れないなど安堵反応が特徴的である。分離不安と再会時の安堵反応は母子の確かな心理的きずなの成立を示す象徴的な行動であり、母親にとっても子育てが報われたと実感できる感動の瞬間である。このような関係に達すると、母親への依存性が強まることもあり、母親が急に離れると慌てて後追いをしたり、外出したときには自分から手をつないだり、離れても振り返り距離を確認するなど、母親への依存を示す行動が随所に認められる。

日常生活場面では、少し注意をされただけで素直に従うようになる。たとえ指示に反抗しても、少し後で、イナイイナイバアをして機嫌を取りにきたり、その日一日は妙に聞き分けがよくなるなど、自分から和解を求め、関係を修復しようとする行動も特徴的である。母親が和解を拒否すると、しくしく泣き出したりする。このように、母親への依存心が高まり母親との分離に過敏になり、見捨てられ不安も生ずるようだ。

この段階の子どもは、分離不安が高まるので、母親からの分離に強く抵抗する。前段階とは異なり、分離は慎重に行いたい。自閉症児の分離不安の特徴の一つは、定型発達児が慣れない場所から分離不安が始まるのに対し、慣れた場所から始まることである。分離不安の多くは慣れ親しんだ家庭から始まる。これを退行現象と誤解されることも多い。母親への依存心の芽生えと認識し、母親が子どもから離れるときには、「ママ、トイレ」などと行き先を告げ、同伴したいようであれば連れて行くなど、子どもの気持ちに沿った対応をしたい。また、注意をする場合には、あまり強く叱ると見捨てられ不安が高まるので、穏やか行いたい。

ＡＤＨＤと愛着

ＡＤＨＤに関する論文は数多あるが、不思議なことに愛着に関してはエインスワース（Ainsworth, M.）の愛着類型関連を除き、驚くほど少ない。しかしながら、ＡＤＨＤのある子（以下、ＡＤＨＤ児）とかかわってみると、愛着行動と愛着の発達経過には特徴があるように思われる。

多くのＡＤＨＤ児は、乳児期後半になると母親を主たる愛着対象とする。ボウルビィの愛着発達段階では第二段階（選択的愛着段階）に相当するが、選択性は比較的低い。

分離不安はなく、歩き始めるとよく動き、疾風のように母親の元から走り去る。叱られても、少し経つと何事もなかったかのように、母親ににこやかに話しかける。スーパーマーケットで迷子になっても不安を示すことはなく、再会しても歓迎反応はあるものの、母親に泣いてしがみつくといった、安堵反応を示すことは稀である。気を利かせたつもりで受付嬢のところへ行き、「すいません、お母さんが迷子になりました。放送をお願いします」などと依頼する五歳児もいたりする。母親にとっては、分離不安や再会時の安堵反応が少ないこともあって、自分への愛着が薄いのではと、心配になることもある。

人見知りはなく、人懐っこく誰にでも話しかける。年の離れた年長児や大人とのかかわりを求め、保育園の園長や小学校の校長と仲良くなるのも得意である。ペットなどへのかかわり方も特徴がある。

可愛がっていた飼い犬が死亡しても、悲しんでいる母や兄のそばで、「死んだらまた買ったらいいが、お母さん泣かんで」などと慰める。ADHD児は、注意や感情の転動性が高いため、感情の持続も短いのが特徴である。定型発達児に比べ、悲しみの感情にも長く留まることが難しい。残念なことに誤解され、無神経で薄情な子どもと思われたりもする。

しかしながら、このような子ども（ことに男児）が、小学五年生頃になって、初めてボウルビィの第三段階（分離不安段階）のような行動、母親への接近行動、分離不安、見捨てられ不安などが認められるようになることが多い。

母親にまとわりつき、密着したがる。まるで一歳前後の乳幼児のように抱きつき、手を握り、一緒に寝たがる。トイレに行く母親の後を追う。叱られると、「お母さん、僕のこと好き？　嫌いじゃあない？」と真剣な眼差しで、不安そうに問いかける。これに対して母親は、この時期が思春期に差しかかることもあり、自分に対し性的な興味を向けてきたのではないかと拒否的な態度をとることがある。また、上記の行動を心理的退行と受けとめ、自分のかかわりに問題があるのではと不安になることもある。

これら諸行動は、ADHD児の行動が落ち着き、衝動性が軽減してくるとともに認められるようになるのが特徴であり、性的関心の表われや退行現象ではない。愛着関係における成長と考えるのが妥当である。これらの行動を母親が受容し適切に対応すると、反抗挑戦的な態度をとっていた少年も次第に虚勢を張ることをやめ、自分の臆病さや意気地のなさを認め、母親を相談相手や探索基地としながら、苦手な課題に取り組むようになっていく。

ＡＤＨＤ児の大きな課題、他律から自律へのターニングポイントの一つは、この時期の母親への依存の高まりと関係者の適切な対応にあるように思われる。

ＡＤＨＤ児の愛着発達の特徴を整理すると、

①乳幼児期に選択的愛着関係は成立するが、選択性は低く対象が拡散しがちであり、このような状態が学童前期まで続くこと、

②学童後期に入ると母親の存在を強く意識し始め、愛着関係が深まり心理的に依存するようになること、である。

どうしてこのような特徴を示すことになるのであろうか。幼児期から学童前期のＡＤＨＤ児は、とても好奇心が旺盛で積極果敢である。定型発達児とは異なり、人であれ物であれ新しい対象と出逢ったときには、警戒心や恐怖心より好奇心や探索欲求が刺激されるのであろう。迷子を繰り返し、優しい大人とは誰とでもすぐ仲良くなる所以である。いわば怖いもの知らずであり、そのため母親への心理的依存度も低くなるのであろう。

ところが、学童後期になると注意力が高まり、行動も落ち着いてくる。それに伴い適度な警戒心も芽生え、恐れや孤独などの感情も自覚できるようになるようだ。この時期に、頼りがいのある母親への愛着と心理的依存が高まるのも尤もなことと言えよう。ＡＤＨＤ児の愛着の発達過程と行動特徴を踏まえ支援するとともに、保護者などへの適切な助言を行いたい。

おわりに

自閉症とＡＤＨＤの愛着の特徴（発達、行動など）について紹介した。それぞれの愛着段階を踏まえ、無理なく親子をはじめとする人との関係が形成・発展するよう支援したい。

愛着の問題は形成も重要であるが、表裏の関係にある対象の喪失も重要な支援課題である。両親の離婚が子どもに与える影響や親の死の受容など、障害児にとっても重要なテーマであるが割愛した。

働く青年たち

（二〇一三年）

就労・生活支援はまだまだ不十分

障害のある人への支援の歴史を振り返ってみると、課題はおおよそ一〇年の単位で変わっていくようだ。

幼かった子どもたちも、一人また一人と大人になっていく。一〇年前は特別支援教育を含め発達支援体制の整備が課題であった。その課題については、当然今後も引き続き取組み充実させていく必要はあるが、現在直面している大きな支援課題は就労・生活支援である。法改正により障害者雇用率も少し上がり、就業・生活支援センターや就労支援事業所なども少しずつ増加してきたが、まだまだ質量とも不十分である。就労にまつわる嘆きの声も多く聞く。

幼いころからずっと診てきた子どもたちも成長し、気がつくと自閉症のある青年（以下、青年）で一般企業や市役所などに働いている人が一〇〇名を数えるようになった。なかには、一〇年以上務めている人もいる。現在も毎年一〇名ほどが就職していく。青年たちはどのように働き、暮らしているのか、参考までに一端を書いてみる。

離職率は低い

一〇年前は就職をしたものの、定着を支援する事業がないためにハラハラさせられたものだ。しかし、一般に言われている様子とは異なり、一度就労をすると青年たちの多くは職場で勤勉に働き、辞める人は少ないようだ。二年前に働く青年たち五四名（就労期間は一年以上、一〇年以下）の調査をしてみた。

まず、離職率が学校教育を同じ期間受けた愛知県の高校卒業者よりはるかに低く、定着率が高いことが確認でき、安心した。やはり、適性に合った仕事を選ぶこと、職場の理解、継続した支援の三つが鍵のようだ。生活ぶりについては、堅実な生活をしている人が多く、余暇を楽しみ、就職して三年を過ぎるころからはコミュニケーションの力が高まり、身なりや態度もしっかりしてくることにも気づかされた。

仕事は愛知県という土地柄もあり自動車関連工場で働く青年が多い。昼夜の二交代勤務を順調に続けている人もいる。新幹線の車両部品を製造している工場で、ノギスメーターを使いボルトが規格通りのサイズであるか品質チェックを行っている新幹線が大好きな青年もいる。このような仕事場を見つけてきた特別支援学校の先生に感服した。スチールロッカーや家具の組み立てをテキパキとやっている人もいる。病院や金融機関で事務仕事をする人もいる。監査役や顧客からかかってくる電話の応対で悩んでいたが、少しずつソツなくこなせるようになってきた。地元の役場に就職し、図書館で書籍の整理や返却された児童書の受け取り業務をやっている人もいる。同じ仕事でも飽きないのが青年たちと思い込んでいたが、この人は三年目が終わるころには、キャリアアップを望み、「別の仕事をしてみたい」というようになった。考えてみると、当然のことかもしれない。不明を大いに反省させられた、忘れがたい人である。

中度や重度の知的障害もある人では、パートタイムで外食チェーン店や大学の学生食堂で食器洗いや簡単な盛り付けをしている人もいる。毎日昼食に美味しいものが食べられるので、張り切っている。食べすぎには注意するようそれとなく話す。水産加工会社で魚を缶に詰める、農家のビニールハウスで掃除や苗の植え付けをする、会社の独身寮で浴場の掃除を専門にやる人もいる。業種や職種は様々であるが、物を相手にした仕事であることでは共通している。

一般雇用も増えてきた

しかし、うれしいことに、最近はさらに多様性を帯びてきた。以前は障害者雇用が多かったが、一般雇用も次第に増えてきた。業種についても、大工の専門学校を卒業し工務店に就職する人、農業高校を出て造園会社に就職する人もでてきた。これらの業界で働く人は、後継者難のこともあり年配者が多い。未熟でも一生懸命働く若者には寛容である。さらに、大学を卒業し人材派遣会社の営業職にチャレンジする人もでてきた。多少危なっかしいが、本人もそれを自覚していて、「できるところまでやってみる」とのこと。うれしいことに、これからは業種・職種とも一層広がっていくような気がしている。

職場でのトラブルも深刻なものは少ない。強いて挙げれば、パートタイムの従業員が多く管理職の異動が激しいスーパーマーケットなど流通業界では、人間関係で軋轢を生ずることがある。それ以外では、上司の異動や仕事内容が変わる場合である。素早く対応すれば、乗り越えられることがほとんどである。障害のある職員の人事管理をしている部署が上司の異動に際して引き継ぎを指示してくれる企業も出てきた。就職して一年ほど経ったころにてんかん発作を初めて起こした青年がいた。すぐに治療を始めるとともに産業医も含め会社と話し合い、そのまま勤められることになった。発達支援と同様で、連携と早期対応が大切なようだ。

生活ぶりはどうか

給料や生活ぶりも大いに気になるところである。給料は正規か非正規かによって異なるが、障害者雇用であっても正規職は知的障害のある青年も含め学校教育年数に応じた通常の初任給が支給されることがほとんどである。これは、企業に対する特別支援学校の先生や就労支援事業所スタッフの熱心な働きかけによるところが大きい。

就職活動を始めるにあたっては、従来通り親と同居を続け自宅通勤をするか、家を出て暮らすか、本人の意思を確認することにしている。社員寮で暮らす人を含め数名は親元から離れて暮らしているが、大多数は少なくとも就職した当座は親と同居することを選ぶ。これも、定着率の良さと関係しているようだ。同居している人は数万円の生活費をお母さんに渡している人が多い。生活態度は先に述べたように堅実であり、浪費家はいない。ましてや借金をすることはない。従って、五年間で五〇〇万円から一〇〇〇万円の貯蓄をする人が結構いることになる。一人暮らしをするためにマンションの購入を考え始めた人もいる。なかには、お父さんにまとまった金額のお金を貸したり、大学に通う兄さんに毎月一万円の小遣いを送り続けた優しい弟もいる。非正規でパートタイム雇用の場合には、毎月の支給額は一〇万円を下回るが、ほぼ全員が障害基礎年金を受給しているので、手取り収入は一〇万円以上にはなる。家族と同居しお金を使うこともあまりないので、将来のグループホームやケアホームでの生活に備えて貯金をしている人も多い。

休日の過ごし方は、さまざまである。自宅で一人で過ごすのを好む人もいるが少ない。学校時代の友人とサッカーをする、食事や旅行に出かける人もいる。女性アイドルグループのメンバーと握手をするために夜行バスで東京に出かける人、若者が集まる繁華街のメイド喫茶に定期的に通い、毎回千円分楽しんで帰ってくる好青年もいる。道場で子どもを指導している剣道三段の人もいる。お母さんと洋服を買いに出かける娘もいる。段々とおしゃれになっていくのがわかる。一人で鉄道旅行を楽しむような人も勿論いるが、そんなに多いものではない。社員旅行で出かけた台湾をお母さんを連れて再訪した息子は、中国語は簡字体と繁字体とも少し読み書きができるので、お母さんは、「とても助かった」と息子を横に嬉しそうに報告してくれた。自動車の免許証を取得する人も多い。ローンを組んでかっこいい車を購入しドライブを楽しむ人もいるが、あまり乗らない人が多いこともあって、交通事故は少ない。大多数の人は喫煙は好まないし、飲酒については多くてもビールを少々飲む程度である。アルコール依存症の心配はないようだ。

休日の過ごし方も年齢とともに変わっていくことに気づかされた。就職して数年は一人で行動することに自信がないようで、家族とともに行動する人も多い。しかし、三年ほど経つと一人で公共交通機関を利用して外出し、買い物、食事、映画などを楽しむようになる。自信とともに親離れが始まるのが三年目のようだ。

就労はゴールではない

青年たちの就労については、従来からなぜか悲観的な話や論文が多い。これに触れた生真面目な青年たちが、悲観的な考えに呪縛されてしまわないかいつも気がかりであった。就職を考えている青年を含め、この小論に接した方々が少しでも希望を感じていただけると幸いである。

さて、現場にいると一般にはあまり知られていない未来の課題にも気づかされる。当然ながら青年の人生は就職して終わりではない。就職した後の安定した生活に満足して過ごしている人もいるが、恋愛や結婚を考える人もでてきた。この領域は、わが国のみならず国際的にみても未知の領域である。異性と交際する場合には支援が必要か、必要とする人がいればどのような支援が適切か、相手の人に特性などについて伝えるのか、家事や育児を含め結婚後の生活についてはどうかなど、様々なことが思い浮かぶ。障害者雇用で働いている女性が出産した場合、育児休業は十分に取れるのかも気になるところである。結婚をしていなくても、親と同居している多くの働く青年たちも親の高齢化に伴い、いつかは家を出て暮らすことになる。さてどうすればよいか。

これらは、あと数年もすればあちこちで課題として認識されるようになるに違いない。そして、次第に多くの人々によって課題が共有され、遅くとも一〇年先には間違いなく行政的対応を求められるようになることであろう。これら少し先の課題も視野に入れ、今後もしっかりと青年たちとともに歩んでいきたいものである。

「外国にルーツをもつ障害のある子ども」の支援について

（二〇一八年）

はじめに

ある国からやってきた四歳の自閉スペクトラム症（以下、自閉症）のある子のことである。この年齢になると、日本の子どもは、知的な発達がゆっくりな子どもでもほとんどが飲み物はコップで飲めるようになるが、その子は哺乳瓶で飲んでいるとのことであった。そばにいるお母さんに、通訳者を介して筆者が問いかけた。「お母さん、お国では子どもに何歳頃まで哺乳瓶で飲み物を飲ませますか？」。これに対するお母さんの返事は、「小学校に入るころまでです」。やはりそうか、と納得した。

ついで、「私の国では、育児はお祖母さんの役割です。お祖母さんはこの子が赤ん坊の頃に帰国したので、私はどのように子どもを育てたらいいのかわかりません」、と思いもかけない言葉であった。

近頃、このような「外国にルーツをもつ障害のある子ども」（両親または父母の一方が外国人である親から生まれた障害のある子ども）と家族が毎週のように筆者の外来にやってくるようになった。

日本で暮らす外国人や国際結婚の増加に伴い「外国にルーツをもつ障害のある子ども」が着実に増えてきているが、子どもの育ちの支援と家族の子育て支援の取り組みは甚だ遅れている。個人的な経験と最近まとめた研究について紹介し、皆さんの理解を得たい。

豊田市における取り組み

はじまりは三〇年以上前であった。大阪府内のある都市の療育センターで働いていたときのこと、韓国からやってきた一人のお母さんに出会った。大阪府はいわゆるオールドカマーに属する韓国・朝鮮系の長期在留者の多い自治体であるが、その人は少し前に結婚するために来日した人であった。言葉が分からず、異なった文化・社会の中で障害のある子どもを育てる大変さに接し、こころに残った。

それからしばらくして、見聞を広げるためオーストラリアのシドニーに一年間暮らした。オーストラリアは当時から一二〇を超える国や地域からやってきた人々からなる移民国家であった。多くの日本人も暮らしていたが、その中に、障害のある子を異なる文化・社会の中で戸惑いながら懸命に育てる日本人のお母さんたちの姿があった。韓国から大阪にやってきたお母さんの姿と重なり、外国で暮らす障害のある子と家族の支援という取り組むべき課題を意識するようになった。

帰国して間もなく、豊田市の早期療育システムの整備に携わり、一九九六年、システムの基幹施設である豊田市こども発達センター（以下、「センター」）開設と同時に責任者として勤務することになった。豊田市は自動車関連産業で知られるが、出入国管理および難民認定法が改正された一九九〇年から日系ブラジル人を中心に多くの外国人労働者が暮らすようになった。「センター」開設当時は七二一九人（人口の一・九％）の外国人が住み、その後も着実に増加していった。それに伴い、「センター」を利用する「外国にルーツをもつ障害のある子ども」も年ごとに増え、両親ともブラジル人や中国人、お父さんは日本人でお母さんはフィリピン人、お父さんはブラジル人でお母さんはネパール人などさまざまな国籍の両親のもとに生まれた子どもが外来にやってくるようになった。最初は、いずれは母国への帰国を考えている出稼ぎ型の家族が多かったが、次第に生活者として長く日本で暮らすことを考える定住型の家族が増加していった。一方で、日本企業の海外進出に伴い、診察している日本人の子どももと家族がお父さんの赴任に帯同し、バンコク、上海、メルボルン、ブリュッセル、サンフランシスコなど世界の各地に移り住むようになった。その大多数は自閉症のある子であった。

日本に暮らす「外国にルーツをもつ障害のある子ども」も外国に暮らす日本人の障害のある子も、異なる言葉をはじめとする文化や社会的バリアの中で暮らすことの苦労については同様である。これらの子どもたちと家族の支援に取り組むべき時期が来たように感じ、手始めに診療を担当している外国に滞在している子どもたちの実態の把握と支援方法について検討することにした。イギリスに出張した帰路、ブリュッセルに立ち寄り、現地の幼稚園や学校に通う自閉症のある子や家族と出会い調査をしたり、各国に滞在する家族とメールを通じて相談支援を行ったりした。

豊田市に暮らす「外国にルーツをもつ障害のある子ども」については、二〇〇七年に市内の関係機関の協力を得て総合的な実態調査を行い、「豊田市における外国人障がい児の現状と課題に関する調査報告書」としてまとめた。一歳六か月児健診と三歳児健診での未受診率が日本人の子どもに比べ三倍も高いこと、保育や学校教育の現場では、言葉の遅れや集団での不適応行動が障害に起因するものか養育環境によるものか判断が難しく悩んでいることなど、さまざまな問題が明らかとなり、それに基づき関係機関と連携し支援を進めた。この時点で、豊田市に暮らす外国人は一万六〇〇五人(人口の三・八%)、「センター」開設時の二倍以上に増加していた。

「外国にルーツをもつ子ども」の現状

豊田市での調査から一〇年、今や日本の深刻な少子高齢化による人口減少は誰の目にも明らかである。人口の減少は、社会・経済・文化のあらゆる領域に重大な影響を及ぼすことになる。ことに生産年齢人口(労働人口)の減少は深刻であり、そのことと関連があるのであろう、日本に在留する外国人は着実に増加している。二〇一七年末の在留外国人数は名古屋市の人口を上回る二五六万一八四八人に及び、前年末と比較すると過去最高の一七万九〇二六人の増加である(二〇一八年三月二七日発表、法務省入国管理局報道発表資料による)。また、子どもについてみると、一八歳未満の在留外国人児童数は二五万九八七八人である(出入国在留管理庁:在留外国人統計(旧登録外国人統計)統計表による」。また、国籍に関わらず父母の両方、またはそのどちらかが外国出身者である子どもは、少し前の資料になるが、二〇一五年生まれについてみると三万三三九三人であり、全出生児一〇一万九九九一人の三・三％を占めている（国立社会保障・人口問題研究所：人口統計資料集二〇一七年改訂版による）。出生児の約三〇人に一人は「外国にルーツをもつ子ども」ということになる。

近年の国内外の疫学研究によると自閉症の有病率・累積発生率は少なくとも一〜二％であり、人種や民族による偏りはないと考えられている。そうであれば、障害のない子どもと同じ割合で来日・在留していると仮定してのことであるが、在留している外国人の子どものうち、一八歳未満では二五九九人から五一九八人が自閉症のある子どもということになる。また、出生児でみると、「外国にルーツをもつ子ども」の中から毎年三四〇人から六六八人の自閉症のある子が生まれていることになる。これに発達障害に属する他の障害、知的障害、身体障害などを加えると膨大な人数の支援を必要とする「外国にルーツをもつ障害のある子ども」の存在が浮かび上がってくる。早急にこの子たちの健やかな育ちと家族の子育てを支援する体制の整備が求められる所以である。

「外国にルーツをもつ障害のある子ども」の実態と支援に関する研究

在留外国人の子どもが増加するなか、文部科学省は二〇一五年に設置した「学校における外国人児童生徒等に対する教育支援に関する有識者会議」の報告書（「学校における外国人児童生徒等に対する教育支援の充実方策について（報告）」）を受けて、外国人児童への教育支援体制の整備を進めている。

　これに対し、障害児福祉の領域では実態の把握および支援のいずれにおいても取り組みは甚だ遅れている。そんななか、幸いにも、信州大学の本田秀夫先生を研究代表者とする研究班（発達障害児者等の地域特性に応じた支援ニーズとサービス利用の実態の把握と支援内容に関する研究）に加わることになり、分担研究の一つとして「外国にルーツをもつ障害のある子ども」（ここでの障害とは、自閉症を含む発達障害および知的障害のこと）の実態調査を行ったので概要を紹介したい（詳細については文献を参照されたい）。

　実態調査の対象は全国の一二自治体にある「外国にルーツをもつ障害のある子ども」を支援している障害児通所支援事業所・保育所などであった。この調査に加え、関係支援団体へのヒアリング調査、「外国にルーツをもつ子ども」が多数を占める小学校への訪問調査も併せて行った。

　その結果の概要は次の通りであった。（1）家族と子どもの現状については、親の国籍は多様（一六か国以上）であり、居住地域は集住化と散在化の二極化が認められた。また、両親とも一九八〇年代以降に来日した外国人（いわゆるニューカマー）の割合が高かった。（2）主障害は自閉症が最も多く、次いで知的障害であり、これら二障害で約九〇％を占めていた。（3）支援者が直面している問題としては、親とのコミュニケーションが難しい、契約行為や各種の支援および生活情報の提供が難しい（通訳者・翻訳者が確保できない、多言語による契約文書などがないため）、生活習慣や子育てなどに文化の違いがあり支援が難しい、障害の発見と評価が難しい（子どもの発達的問題が障害または環境によるものか判断が難しい、適切な評価法がないなど）、であった。両親とも働き詰めで子育てに手が回らない、賃金の高い職場を求めて急に引越しをする、親が日本語ができないため自宅で子どもに勉強を教えられないなど、日本人家族では経験しないような問題点が多く指摘されていた。

これら諸問題を解決するために取り組むべき当面の課題としては、発達障害や障害福祉などの専門的知識を身につけた通訳者・翻訳者の確保、多言語版の契約文書・福祉情報冊子などの提供、出身国の生活習慣・子育て文化などについての理解を深めること、出身国（特に開発途上国）の現地情報（障害についての考え方や子育て法の実際など）を得ること、評価法の開発と発見・評価能力の向上、「外国にルーツをもつ障害のある子ども」の支援方法の修得、バイリンガル心理士の確保などが考えられた。

日本は「児童の最善の利益」、「児童の生存及び発達を可能な最大限の範囲において確保する」ことを謳った子どもの権利条約の締約国である。日本国籍の有無にかかわらず、障害のある子どもの発達を保障する体制の整備が求められる。日本で暮らす「外国にルーツをもつ障害のある子ども」と家族は二つのバリア・困難に直面する。一つは言うまでもなく障害ゆえのバリア・困難であるが、それにもう一つ、異文化の中で育ち暮らすことによるバリア・困難が加わる。ことに、後者のバリアフリー化と合理的配慮（言葉の壁の解消や出身国の文化なども踏まえた支援）をいかに図るかが、支援の鍵となろう。そのためには、まずは、関係者に問題の周知を図り、課題を共有することが求められる。具体的な当面の取り組みとしては、（1）通訳者・翻訳者の確保と通訳者などに対する発達障害支援研修の実施、（2）多言語による契約文書の作成や福祉・教育情報の提供、（3）支援方法の研究・開発とそれに基づく研修の実施、（4）子どもの発達評価法の研究と開発、（5）バイリンガル心理士の確保、などが考えられる。

おわりに

障害のある人への支援領域においては、私見ながら、問題に気付かれてから制度的対応がなされるようになるまでには、おおよそ一〇年の時間を要するように思われる。今後、日本に暮らす「外国にルーツをもつ障害のある子ども」の増加は必至である。一日も早いこの子たちと家族への支援体制の整備を願わずにはいられない。

〔文献〕

（1）豊田市こども発達センター「豊田市における外国人障がい児の現状と課題に関する調査報告書」、二〇〇八年
（2）毛受敏浩『限界国家―人口減少で日本が迫られる最終選択』朝日新書、二〇一七年
（3）髙橋　脩、清水康夫他「外国にルーツをもつ障害のある子どもの実態と支援に関する研究」、平成二九年度厚生労働科学研究費補助金（障害者政策総合研究事業）発達障害児者等の地域特性に応じた支援ニーズとサービス利用の実態の把握と支援内容に関する研究（研究代表者　本田秀夫）、三〇九―三三七頁、二〇一八年

自閉症をめぐる医学的概念の変遷

（二〇一四年）

はじめに

米国ジョンズ・ホプキンス大学の児童精神科医レオ・カナーが一九四三年、論文「情緒的交流の自閉性障害」を発表し、「生まれたときから人と状況に通常の方法でかかわりをもつことができないこと」を基本的特徴とする一一名の子どもたちを報告した。のちに、特徴的な行動が幼児期早期に始まり、対人交流がきわめて限られていることから、「早期幼児自閉症」（early infantile autism）と命名した。

その翌年には、オーストリアの小児科医ハンス・アスペルガーが、よく似た特徴を示す四名の子どもたちについて、「小児期の自閉性精神病質」（Autistischen Psychopathen im Kindesalter）と命名し報告した（しかし、近年の研究で、アスペルガーは一九三八年一〇月三日にウィーン大学病院で自閉性精神病質について講演を行い、論文にまとめていることが明らかになっている。そうであれば、自閉症の発見者はアスペルガーということになるが、この件についてはもう少し検討を要するであろう。ここでは、とりあえずカナーを自閉症の最初の報告者としておく）。なお、いずれも障害名として自閉症を用いているが、この障害名はスイスの精神医学者で統合失調症の命名者オイゲン・ブロイラーに由来するものである。

カナーの報告から七〇年、自閉症概念は変遷し、昨年（二〇一三年）五月に改訂された米国精神医学会の診断・統計マニュアル第５版（ＤＳＭ－５）では、名称も広汎性発達障害（Pervasive Developmental Disorders：ＰＤＤ）から自閉症スペクトラム障害（Autism Spectrum Disorder：ＡＳＤ）に変更された。あまりの変化に戸惑う人も多いことであろう。医学的概念に限定して、歴史的変遷をそれに関連した重要研究と関連づけながら概観してみたい。

精神医学的障害の概念とカナーの自閉症

身体医学における病気（正確には疾患）の分類は、病気に共通の症状の組み合わせ、原因、経過、病理学的所見に基づき行われている。これに対して、精神障害については、脳を含め明らかな身体疾患による二次的な精神障害を除き、いまだ原因や病理学的所見が不明なものが多い。したがって、障害分類は、原因や病理学的所見についてはいずれ明らかになるであろうと仮定し、共通の症状の組み合わせと経過に基づいて行われており、精神医学的障害の多くは基本的に症候群といえる。カナーが命名した早期幼児自閉症についても同様であり、「今まで報告されたことのない特異な症候群である」と最初の論文の考察冒頭で述べている。

カナーの早期幼児自閉症の概念を整理してみたい。症候群として成立するためには、定型発達や他の障害では認められない特異性の高い行動を抽出する必要があるが、一九四三年の論文では、「生まれたときから人と状況に通常の方法でかかわりをもつことができないこと」（極端な自閉的孤立性）が、他の障害と識別できる一次的症状であるとした。その後、一九五六年の論文で以下の四つの特徴をつけ加えた。①コミュニケーションのために言語が使えないこと、②行動や秩序を変えることを嫌がる傾向（同一性保持の強迫的傾向）、③人への関心のなさとは対照的に、巧緻性を要するような物に魅了されること、④誤用はあっても言語を用い、抜群の記憶力を示すことなどから推測される良好な潜在的認知能力、である。これらの五領域の特異的行動のうち、極端な孤立と同一性保持への強迫的欲求が一次的であり、言語の問題は自閉的孤立性から派生した二次的なものとした。

また、障害の始まり（発症）については、生まれつきであり、生後二年間のうちに明らかになるとしたが、出生後一八か月から二〇か月の間に言語消失などの後退現象を示し、自閉症の特徴が顕在化する子ども（わが国では、石井高明が「折れ線型自閉症」と名づけた臨床類型）も、状態像については生来性の子どもたちと区別できないので、症候群に含めるとした。出現率はきわめて低く、稀な障害であり、男女比は四対一と、男性優位な障害と述べている。

原因については、身体的な検査では臨床像と関連した一貫性のある器質的異常は明らかではなく、脳障害は否定できるとした一方で、家族背景について、高い知能、著しい強迫性、冷淡さが全般的に際立っていたと述べ、それだけで自閉症になるわけではないと断りながらも、親の養育態度が心因として作用している可能性を示唆した。

同じ障害か異なった障害かをめぐって論争が絶えなかった児童期統合失調症との関係については、主張に紆余曲折はあったが、乳児期から孤立化が認められること、八年間経過をみていた事例の中で統合失調症に特徴的な幻覚症状を明らかに示した事例がないことから、統合失調症とは別の障害であると結論づけた。また、知的障害との関係についても、自閉症は利発な顔貌をしており、良好な潜在的認知能力が推定されることなどを根拠に、やはり別の障害であるとした。以後、一九七〇年代までの自閉症研究は、これらカナーの自閉症概念との格闘の歴史であった。

一九六〇年代まで——概念の拡散と混乱、心因説と統合失調症説との格闘

一九五〇年代から六〇年代にかけて、米国はもとより、オランダ、フランス、英国、そして日本（わが国では一九五二年の鷲見たえ子による一例報告を嚆矢とする）などで広く自閉症の存在が知られるようになっていくにともない、さまざまな混乱が広がっていった。

第一に問題となったのは、診断に関する問題であった。現在のような操作的診断基準がないことも

あり、いわばそれぞれの医師のイメージで診断が行われていた時代であり、選択性緘黙や発達性言語障害などを自閉症と診断するなど、「自閉症診断の乱用」が生じた（むろん、操作的診断基準による診断にも、診断閾値の問題など克服すべきさまざまな課題はある）。

第二は、自閉症の症状を示す知的障害を、カナーの見解にしたがって自閉症から排除するか、それとも含めるか、という問題であった。

第三は、自閉症類似の症状を示す子どもの精神障害との鑑別であり、自閉的特徴を認める子どもで、親に対して強い分離不安とパニックが目立つ子どもたち（マーガレット・マーラーの共生精神病）、興味の偏りを特徴とする子どもたち（フランクリン・ロビンソンの興味限局児）、子どもの統合失調症などが問題となった。これに加えて、わが国ではアスペルガーの自閉性精神病質とカナーの早期幼児自閉症との違いをめぐって論争が行われたが、残念なことに議論が深まらないままに推移した。

第四は、自閉症の成因論であった。カナーは、のちに明確に否定はしたものの、自閉症の親は高学歴であるが完全主義で愛情に欠けることを示唆していた。また、当時の米国精神医学会は力動精神医学の仮説に基づき、精神障害は環境に対する反応であるとする考え（心因論）が支配的であった。自閉症の成因論は心因説に傾き、わが国を含め深刻な影響を及ぼした。

また一方で、当時の精神障害分類（世界保健機関の国際疾病分類第8版：ＩＣＤ－８〔一九六五年〕、米国精神医学会の診断・統計マニュアル第Ⅱ版：ＤＳＭ－Ⅱ〔一九六八年〕）では、自閉症は児童期発症の統合失調症と位置づけられており、自閉症は最早期発症の統合失調症であるとの考えをもつ専門家も依然多く、成人の統合失調症と類似の治療も行われた。

この時代は自閉症がよく知られるようになった一方で、自閉症概念が拡散・混乱していった時代でもあった。カナーの早期幼児自閉症概念を構成する要素のうち、稀な障害であること、男性優位であること、きわめて幼い時期から発症していることについては、研究者のコンセンサスは得られたものの、症候群としての中核をなす特異的行動、診断、他の障害との境界（鑑別）、成因についての考え方は混乱し、その影響を受けた自閉症児と家族にとっては受難の時代であった。

一九七〇年代――自閉症概念の明確化と発達障害説への転換

長く続いた混乱の時代を収拾したのは、臨床経験の蓄積と研究方法論の転換、先入見・ドグマに基づく独善的解釈から科学的検証への転換であった。一九六〇年代の終わりから七〇年代にかけて、カナーの自閉症概念と六〇年代の混乱に終止符を打つような研究成果が英国、米国を中心に次々と発表されるようになった。

自閉症には脳の器質的障害はないとカナーは主張していたが、経過を追っていくと、一般の人よりてんかんの合併率がはるかに高く、脳波の異常を示す例も多いことが明らかになった。先天性風疹症候群、フェニールケトン尿症、点頭てんかん、結節性硬化症といった脳障害を起こす病気で、自閉症をともなう事例（症候性の自閉症）が次々報告されるようになった。これら症候性自閉症の確認は、自閉症には脳の器質的障害はないとの成因仮説（心因説）を否定するものであり、脳の発達の障害であるとの考え（発達障害説）の始まりでもあった。

また、わが国の牧田清志や英国のジョン・コルビンは自閉症と統合失調症の子どもたちについて比較研究を行い、自閉症のある子は三歳までに特異的行動が現れるが、統合失調症の子はそれよりも遅いことを明らかにし、発症時期に断絶があることから、二つは異なる障害であると結論づけた。これは心因説に次いで統合失調症説を否定するものであり、発達論的視点に立った支援方法論への転換を告げるものとなった。

カナーは、先に述べたように自閉症は潜在的には良好な認知能力があると考え、知的障害とは異なり併存もないと主張していたが、英国の児童精神医学者マイケル・ラターらは、これを否定する知見を含む重要な論文を発表した。自閉症児の知能指数は幼児期から青年期までかなり安定し一貫性があり、長期間経過を追っていくと知的障害の水準に留まる人が多いこと、対人関係は次第によくなるが言語機能は改善しにくいこと、てんかんの合併率が高いことなどであった。

この研究は、時代を画するものとなった。自閉症の多くが知的障害をともなうことを明らかにするとともに、カナーの主張「自閉的孤立性が言語的コミュニケーションの困難性の原因である」に対し、「言語的コミュニケーションの困難性が、二次的に人との交流の困難性をもたらす」と因果関係を逆転した神経心理学的な成因仮説、言語認知障害説を提起した。

ラターはまた、一連の研究成果を踏まえ、混乱していた診断のあり方についておおよそ以下のような四つの診断基準を提案し、自閉症診断の混乱に終止符を打った。①知的水準と不釣り合いな社会的発達の障害、②知的水準と不釣り合いな特異的な言語の遅れと歪み、③同一性への固執（常同的な遊び、極端な没頭、変化への抵抗などによって認められる）、④生後三〇か月までの発症。当然ながらこの基準には、カナーの診断要件であった「良好な潜在的認知能力」、「脳器質障害がないこと」は含まれていない。以後、このラターの診断基準によって、自閉症概念は少し拡大することになった。

このような研究動向を受けて、前述した二つの国際的な疾病分類と診断基準が改訂され、自閉症が初めて独立した障害として承認された。ICD－9（一九七七年）では、PDD（「はじめに」参照）という包括的なカテゴリーの下に、障害の程度や発症時期等の違いによって、自閉性障害（児童期自閉症、カナー症候群）、小児期崩壊性精神病（ヘラー症候群）、他の特定のPDD（アスペルガー障害）、特定されないPDDの四単位障害に下位分類された（しかし、これらは依然として児童期発症の統合失調症類縁の障害として位置づけられていた）。DSM－ⅢでもICD－9と同様、PDDという包括概念の下に、幼児自閉症、児童期に発症するPDD、非定型PDD、の三単位障害に下位分類された。しかし、ICD－9と異なり、精神ではなく発達の障害として位置づけられ、統合失調症の症状を認めないことがPDDの診断基準の一つとされた。両基準とも基本的にはラターの診断基準を踏襲し、その基準をすべて満たす必要があるという比較的厳格なものであった。

もう一つの時代を画する重要な研究が、一九七〇年代末に英国の臨床研究者ローナ・ウィングとジュディス・グールドによって行われた。二人は、ロンドン市内キャンバーウェル地区で発達支援を受けている児童（多くは知的障害のある子）を対象に、自閉症に特異的な三領域の行動を示す児童の大規模な調査を実施した。三領域とは、①対人反応の重大な欠陥、②コミュニケーションの重大な欠陥、③想像的な活動を行うことの重大な欠陥（象徴的遊びの困難性、反復・常同行動など）であり、これらは障害の「三つ組み」と呼ばれている。

この研究によって、発達年齢が二〇か月以上で対人反応に特有の困難性を有するすべての子どもは、発達程度・年齢・状況によって程度と現れる行動には違いはあるものの、コミュニケーション（ラターが言語を強調したのに対し、ウィングらは言語に加え非言語的コミュニケーションも含めた）と想像的な活動の領域でも困難性があること、自閉症の特異的な行動はいつも「三つ組み」として現れることが明らかになった。この組み合わせはつねに不可分な結合をしており、症候群としての要件を満たしていることを明らかにした。

また、これは、ＩＣＤやＤＳＭの下位分類を構成している各障害は、境界がはっきりとした別の障害というより類型にすぎないということを示し、それぞれを異なったものとしてとらえるのではなく、一つの症候群としてとらえる見方、自閉症スペクトラム概念の成立でもあった。ウィングらは、カナーの早期幼児自閉症のような極端な孤立や同一性保持行動が認められる事例のみに自閉症を限定すべきではなく、程度に違いがあっても「三つ組み」が認められる場合には、同じ症候群として認めるのが妥当であるとした。

一九七〇年代は、自閉症概念と支援の展開にとって転換期となる一〇年であった。カナーが病態識別的特徴とした対人関係の困難性と同一性保持（ウィングの想像的活動の困難性はこれに包含される）に言語等のコミュニケーションの困難性を加えた三主徴が、自閉症に特異的な行動として確認され、それに基づき国際的な診断基準が次第にまとまっていったこと、知的障害など他障害との合併が確認されたこと、心因説と統合失調症説が完全に否定され、脳の発達障害説が定着したこと（親が自閉症の元凶であると責められることがなくなったこと）などが特筆される。

これらの研究成果は、一九八〇年以降の自閉症研究と支援に大きな変化をもたらすことになった。ことに、自閉症に特有な三主徴が確定し、自閉症の症候群としての基本的概念が成立したことで、各国で共通の操作的診断基準を用いて障害の本態や原因に迫ろうとするさまざまな研究がいっせいにスタートすることになった。

一九八〇年代から現在——障害分類、障害の本態、原因をめぐる試行錯誤

期待とともに始まった八〇年代であったが、その後の三〇年は自閉症の障害分類、神経心理学的な障害の本態、他障害との境界と鑑別、原因をめぐり新たな試行錯誤の時代といえる状況が続いている。

アスペルガーが七四歳で死去した翌年、一九八一年にウィングが発表した論文「アスペルガー症候群—臨床報告」(Asperger's syndrome: a clinical account) が、障害分類をめぐる長い論争の始まりであった。冒頭で記したように、一九四四年にアスペルガーが、人への関心が乏しく、変化に弱く興味が限局し、よく話すものの、言語を含めコミュニケーション全般が通常とは異なっている、そして不器用であるなどの特徴を示す四名の子どもたちを報告し、小児期の自閉性精神病質と命名した。

アスペルガーは、後年カナーの最初の論文を読み、早期幼児自閉症は対人関係における困難性が深刻で精神的病気の状態にあるのに対し、自分の報告した事例は困難性はより軽く、原因は性格の偏りにある、行動の類似性は高いが障害程度と成因が異なる、と違いを主張した(ちなみに、不思議なことにカナーは学術論文で一度もアスペルガーについて述べたことはなく、彼の正式な見解は不明であ

る）。アスペルガーが報告した事例は、現在の知見を加味すれば、知的発達が比較的良好で、ウィングの対人関係様式による三つの類型では「積極的だが風変りなタイプ」（active but odd type）に属する事例が多いように思われる。

このアスペルガーの自閉性精神病質については、英語圏ではそれまでほとんど知られておらず、ドイツ語圏の国々と、医学教育がドイツ医学に基づいて行われていたわが国で知られていた程度であった。ウィングは一九八一年に前記の論文を書き、アスペルガーの報告した子どもたちについて、アスペルガー症候群と命名した（自閉性精神病質ではなくアスペルガー症候群という名称にした理由について、英国では「精神病質」という言葉は反社会的人格と関連づけて使用されることがあるため、と述べている）。

ウィングは、その論文でアスペルガー症候群とカナーの早期幼児自閉症との関係についても触れ、キャンバーウェル研究に基づいて、両障害とも障害の程度や認知能力は異なるものの「三つ組み」を共有していることなどから、同じ自閉症スペクトラムに属し、それぞれを異なった障害とする根拠はないとした。しかしながら、これが重度知的障害をともなう自閉症のある子の母親としてのウィングらしさであろうが、英国では自閉症は重度の障害であるとの認識が定着しており、アスペルガー症候群を自閉症と同一の障害であると説明してもなかなか理解されない、理解されないと必要な社会的支援も受けられない、したがって異なった障害名をつけることで混乱が生ずるかもしれないが、社会的支援を進めるためには意味のあることだ、とその必要性を主張した。この論文の影響は大きく、知的障害のない自閉症への関心と理解が急速に広がり、現在に至っている。これが八〇年代以後の高い有病率につながったことはいうまでもない。

アスペルガー症候群概念は障害分類と診断基準にも影響を与えた。それぞれ一九九三年と一九九四年に相次いで出版された、ICD－10の研究用診断基準、DSM－Ⅳの診断基準のいずれにおいても、ウィングの「三つ組み」を共有する障害群はPDDとしてまとめられ、その下に、症状の程度や発症時期の違いなどによって複数の単位障害に細分化された。「三つ組み」を共有する状態を一つの障害とみなしたウィングとは異なり、両基準ともそれぞれが異なった障害単位であると仮定し、DSM－Ⅳでは、自閉性障害、レット障害、小児期崩壊性障害、特定不能のPDD（非定型自閉症を含む）と並んで、アスペルガー障害が単位障害として位置づけられた。ICD－10でも類似の分類がなされたが、DSM－Ⅳの「アスペルガー障害」は、ICD－10では「アスペルガー症候群」と異なる障害名になっている（ただし、ICD－10では、アスペルガー症候群がPDDに属する他の障害と異なる障害であるか否かについては、賢明にも保留されている）。

このように、多くの下位分類とそれぞれの診断基準が設定され、いずれも別の障害と仮定されたこともあり、再びPDDの単位障害相互の境界をめぐり、長期にわたって膨大な研究と論争・混乱が続くことになった。論争の中心は、アスペルガー症候群と小児期崩壊性障害（この障害については、栗田広の貢献が知られている）であった。アスペルガー症候群については、高機能自閉性障害（一般には高機能自閉症）、類似の行動を示す症候群（語義・語用障害、非言語性学習障害、サヴァン症候群など）との違いであった。ことに、知的障害のない自閉症を意味する高機能自閉性障害（これには、知能指数七〇以上で境界知能を含む場合と、知能指数八五以上で普通知能以上の場合の二つの定義がある）との違いをめぐって長い論争が続いたが、この論争はアスペルガー症候群は初期言語発達が比較的良好な高機能自閉性障害であり、二つは同一のものであるとして決着がついたといえる。

八〇年代から現在もなお続いている障害の本態をめぐる問題も重要なテーマであるが、諸説入り乱れ収拾がつかない状況にある。一九七〇年代にラターが一次障害として言語認知障害仮説を提唱したことは先に述べた。しかしながら、言語障害のみで他の二つの特異的行動（対人関係と同一性保持）を説明することはできず、さまざまな研究者が知覚、覚醒と注意機構、共同注意、概念化、心の理論、実行機能、社会的認知など数多の仮説を提起し続けている。近年では、認知論的な研究が行き詰まりをみせていることもあり、再び共感性など社会的感情が注目され、社会性の障害が一次的障害であるとの考えが台頭している。論議は一回りして、もとに戻った感さえある（これが再び心因論と結びつきはしないか心配される）。

生物学的研究としては、自閉症の特異的行動や障害仮説と関連した脳の部位や神経機構を究明しようとする研究、自閉症と関連した遺伝子や環境因子を見出そうとする研究など、実に膨大な研究が積み重ねられてきたが、いずれの研究も再現性と特異性に難があり、はかばかしい成果は得られていない。方法論に根本的な問題があり、再検討の必要があろう。

先に紹介した障害分類をめぐる変遷は、二〇一三年のＤＳＭの改訂（第５版）にも大きな影響を与えている。このたびの改訂で包括的な概念としてのＰＤＤはなくなり、単位障害のうち、Ｘ染色体上のＭＥＣＰ２遺伝子の変異に起因する神経疾患であることが確定したレット症候群他一部が除外され、残りはすべてＡＳＤ（「はじめに」参照）として一つにまとめられた。紆余曲折はあったが、ウィングの自閉症概念（自閉症は、状態や経過は多様な「三つ組み」を共有する単一症候群）に戻ったということであろう。

しかし、このたびの改訂では三領域の基本障害のうち、対人関係とコミュニケーションの困難性が一つにまとめられ、「持続的に、社会的コミュニケーションと社会的相互作用がさまざまな状況で困難なこと」となり、「限定され反復的な、行動、興味または活動の様式」とともに二領域に整理された。コミュニケーションと社会的相互作用を明快に区別することが困難ということなのであろう。

今回の改訂で最大の問題は、社会的コミュニケーションと相互作用の問題のみが認められる場合には、ＡＳＤではなくコミュニケーション障害の一つ「社会的（語用論的）コミュニケーション障害」(Social Communication Disorder：ＳＣＤ）に分離したことである。またまた、症候群としてのＡＳＤとＳＣＤの違いについて論争が始まることになるが、臨床家としては、臨床と遊離した研究者の空論としか思われない。ＳＣＤはＡＳＤの一類型として吸収されていくことになると思われる。

おわりに

自閉症の医学的概念の変遷を概観した。カナーとアスペルガーから出発し、以後数十年にわたり混乱した自閉症概念は、一九七〇年代のラターとウィングによって、基本障害、診断基準、成因論については一通り混乱が収拾された。しかし、神経心理学的障害の本態、生物学的原因をめぐっては、残念ながらいまだ本質に迫った研究はない。

最後に現在の自閉症概念について、もう少し私見を加え小論を締めくくりたい。筆者は、従来からウィングと同様に自閉症は一つの症候群と考えてきた（ただし、それならば新たな名称を作るよりも、神経心理学的本態が明らかになるまでは、従来周知されている自閉症という名称を、概念を再構成して用いるのが適切と考えている）。また、アスペルガー症候群と高機能自閉性障害についても同一であると述べてきた。今回のＤＳＭ－５の改訂については、単一の症候群としたこと、特異な感覚体験のあり様を診断基準に含めたことは評価したい。しかし、先に述べたＳＣＤ問題以外にも、社会的相互作用とコミュニケーションの困難性を一つにまとめたことによって、二つの機能の境界が曖昧になり、神経心理学的本態研究の発展が阻害されるのではと危惧している。

近年、ＡＳＤ概念が無限に広がる様相をみせている。ことに一般の成人で対人関係が苦手な人やサブカルチャーのマニアまで自閉症スペクトラム圏に入れ、一般成人群との連続性を主張する人まで現れるようになった。このような見解が実証的研究に基づかないで流布されていくとすれば、自閉症概念は拡散し、無意味なものとなっていくことであろう。最も憂慮するところである。

なお、医学的概念と並んで社会学的な自閉症概念とその変遷も重要なテーマである。機会があれば論じてみたい。

●初出一覧

「『精一杯』説」『こころの科学』一六二号、一〇〇～一〇一頁、二〇一二年

「乳幼児期の自閉症療育の基本」『そだちの科学』創刊号（一号）、二七～三三頁、二〇〇三年

「発達障害児の親へのサポート」『こころの科学』八三号、三六～四〇頁、一九九九年（青木省三・塚本千秋編『心理療法における支持』七一～八三頁、日本評論社、二〇〇五年に所収）

「病名をいつ、どのように告知するか—発達障害臨床の現場から」『こころの科学』一〇五号、五二～五八頁、二〇〇二年）

「自閉症とADHDの愛着の発達について」『そだちの科学』七号、六六～七二頁、二〇〇六年

「働く青年たち」『そだちの科学』二一号、八一～八三頁、二〇一三年

「『外国にルーツをもつ障害のある子ども』の支援について」『そだちの科学』三一号、九九～一〇二頁、二〇一八年

「自閉症をめぐる医学的概念の変遷」『こころの科学』一七四号、一五～二一頁、二〇一四年

あとがき

誰しも歴史によって存在は支えられているが、この本は四人の先人に負っている。一人目は、我が国の第一世代の児童精神科医で自閉症研究者の石井高明先生（一九二七―二〇一〇）である。先生は、著者がかつて愛知県心身障害者コロニー中央病院の精神科に勤めていたときの恩師である。子どもの診療の方法論が分からず暗中模索の中に喘いでいたとき、「髙橋君、児童精神医学は発達学と観察学だよ」と教えて下さった方であり、学恩は計り知れない。

二人目は、アメリカの小児科医ベンジャミン・スポック（Benjamin Spock：以下、スポック：一九〇三―一九九八）である。彼は一九五〇年代から七〇年代にかけて活躍した小児科医であり人権活動家としても知られている。スポックの一枚の写真から子どもとの関わり方、診療のスタイルを学んだ。写真家ロバート・ゴメル（Robert Gomel）によって一九六二年に撮影された彼の診察室の写真がある。背広を着た初老のスポックが笑みを浮かべて立っている。そのそばでパンツ一枚の幼い女の子が二人、一人は机の上に笑いながら立ち、もう一人はパンツを下げるしぐさをしながら楽しそうにスポックと向かい合っている。このスナップ写真が今にいたる診察室のイメージ―青木藍先生がスケッチをしてくれた―につながっている。

ちなみに、スポックは世界中の子ども博物館のモデルとなっているボストン子ども博物館の初代館長マイケル・スポック（Michael Spock）の父親でもある。マイケルは字を読むことが苦手であり、そのユニークな特性を活かして子ども主体、子どもが主人公の博物館を実現したことはよく知られている。

三人目は、ポーランドの小児科医、児童文学者、教育者であったヤヌシュ・コルチャック（Janusz Korczak：一八七八／七九―一九四二）である。彼からは、子ども主体、「あるがままの子どもの尊重」を学んだように思う。

今から百年前、第一次世界大戦の終わった一九一九年に「子どもの権利の尊重」を掲げ、孤児院ナッシュ・ドム（われらの家）をつくり、子ども主体の運営を行った人である。また、コルチャックはユダヤ系ポーランド人であり、ナチスのホロコーストの犠牲となった。恐怖におののく二百人の施設の子どもと職員を最後まで励まし守り、トレブリンカ絶滅収容所に消えたと伝えられている。彼の子どもの権利を尊重する考えが一九八九年の「子どもの権利に関する条約」のもとになったこともあり、「子どもの権利条約の父」として尊敬を集めている。最後は、「『精一杯』説」のアンリ・ワロン（Henri Wallon：一八七九―一九六二）である。これら四人の先人に学び、今が、この本があると言える。

さて、三人の協力がなければ、この小さな本が世に出ることはなかった。まず、青木藍先生である。先生の提案のおかげでユニークな本に仕上がったと思う。上手に話を引き出してもらい、自然に誘導されたおかげで思いのほかいろいろ話せた。豊田市こども発達センターの古くからの信頼する同僚の神谷真巳先生（臨床心理士・公認心理師）にもお世話になった。青木先生とのインタビューのセッティングの労をいとわず、気持ちの良い環境を二日間にわたり整えてくれた。お二人には、心から感謝をしたい。

そして、『そだちの科学』の創刊以来の編集者、遠藤俊夫さんに感謝をしたい。いつもながらの著者の遅筆もあり、退職前最後の出版となり大変ご迷惑をおかけしてしまった。遠藤さんのご寛恕がなければ、日の目を見なかった本である。

最後に、小生の先生である子どもたちとそのご家族に心から感謝をしたい。五十年にわたりみなさんから学び、いただいた感動によって今があり、この本があります。

ここを出発点として、子どもたちやご家族ともう少し先の世界へ行けたらと考えています。

二〇二二年三月

髙橋　脩

●第１部聞き手およびカバー・本文イラスト――

青木 藍（あおき あい）

2009年　東京大学医学部卒業。現在は国立成育医療研究センターで研究に従事する傍ら錦糸町クボタクリニックで精神科地域医療に従事。英国キングスカレッジロンドン精神医学研究所、フランスサルペトリエール病院他、複数の国で精神医療に関する研修を受ける。

2019年　ロンドン大学衛生熱帯医学大学院公衆衛生修士課程修了。

2020年　モンゴル国の子どもの精神保健に関する研究により東京大学で博士号を取得。精神保健指定医、精神科専門医。

●著者――

高橋 脩（たかはし おさむ）

1946年　鳥取市生まれ。

1972年　鳥取大学医学部卒業後、長年にわたり障害児医療・福祉に携わる。鳥取大学医学部精神科で研修後、国立鳥取療養所医員、愛知県心身障害者コロニー中央病院児童精神科医長、東大阪市療育センターの通園施設園長を経て、オーストラリア・シドニー市にあるRoyal North Shore Hospitalで約1年間研修。帰国後は再び愛知県心身障害者コロニー中央病院に勤務、同病院総合診療部長などを経て、

1996年　豊田市が開設した障害児の心身障害児総合通園センター、豊田市こども発達センターのセンター長に就任。

2015年　退任後は同センター等を運営する豊田市福祉事業団の理事長となり現在に至る。専門は児童精神医学、ことに発達障害である。

発達障害児《はったつしょうがいじ》と家族《かぞく》への支援《しえん》

2022年5月31日　第1版第1刷発行

著　者――高橋　脩

聞き手・装　画――青木　藍

発行所――株式会社 日本評論社
〒170-8474　東京都豊島区南大塚3-12-4
電話 03-3987-8621（販売）-8598（編集）振替 00100-3-16

印刷所――港北出版印刷株式会社

製本所――株式会社難波製本

装　幀――駒井佑二

ISBN 978-4-535-56411-4　Printed in Japan